创新教育"互联网+"中医技法丛书

经络穴位入门与速记

王强虎　主编

U0188963

中国科学技术出版社

·北　京·

图书在版编目（CIP）数据

经络穴位入门与速记 / 王强虎主编. —北京：中国科学技术出版社，2020.7

ISBN 978-7-5046-8497-4

Ⅰ.①经… Ⅱ.①王… Ⅲ.①经络 ②穴位 Ⅳ.① R224

中国版本图书馆 CIP 数据核字（2019）第 275622 号

策划编辑	崔晓荣	
责任编辑	张　晶	
装帧设计	华图文轩	
责任校对	邓雪梅	
责任印制	马宇晨	

出　　版	中国科学技术出版社	
发　　行	中国科学技术出版社有限公司发行部	
地　　址	北京市海淀区中关村南大街 16 号	
邮　　编	100081	
发行电话	010-62173865	
传　　真	010-62179148	
网　　址	http://www.cspbooks.com.cn	

开　　本	720mm×1000mm　1/16	
字　　数	295 千字	
印　　张	23	
版　　次	2020 年 7 月第 1 版	
印　　次	2020 年 7 月第 1 次印刷	
印　　刷	河北鑫兆源印刷有限公司	
书　　号	ISBN 978-7-5046-8497-4 / R・2489	
定　　价	59.00 元	

内容提要

　　针灸是针法和灸法的合称，其内容包括经络、腧穴、刺灸技术。在学习这一传统的临床技能时，常用到有关经络、穴位的相关知识。而中医的经络和穴位繁多，具有知识点多、记忆困难的特点。本书将中医经络、腧穴知识分门别类予以系统整理，择其精要配上直观的插图，以供初学者学习与记忆，并用表格列出了常用特定穴的名称、定位与主治，以便查找；在每一门类下配以歌诀，以增强人们的记忆。该书内容充实，贴近临床，可作为学习中医经络、腧穴的辅助读物。由于书中的"临床运用"部分摘录了大量的腧穴配伍和效验处方，所以对临床医师也很有参考价值。

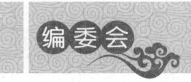

编委会

主　编　王强虎

副主编　张沛烨　雷正权　周　锋

编　委　（按姓氏笔画排序）

王强虎　孙子昕　张沛烨　张晶晶　周　锋

柯先莎　雷正权　雷舒扬

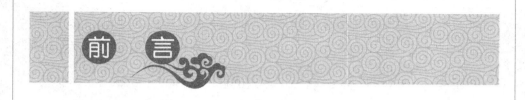

前　言

　　针灸是针法和灸法的合称。针法是把毫针按一定穴位刺入患者体内，运用捻转与提插等针刺手法来治疗疾病。灸法是把燃烧着的艾绒按一定穴位熏灼皮肤，利用热刺激来治疗疾病。针灸是中医学的重要组成部分之一，其内容包括经络、腧穴、刺灸技术以及相关器具。在它形成、应用和发展的过程中，具有鲜明的民族文化与地域特征，是基于民族文化和科学传统产生的宝贵遗产。在学习这一传统的临床技能时，常用到有关经络、穴位的相关知识，而中医的经络和穴位繁多，具有知识点多、记忆困难的特点。所以，编写一本具有较强实用性和科学性，涵盖经络、腧穴精华知识和记忆要点的书籍，就成为作者数年来的心愿之一。

　　本书第 1 章将中医经络知识进行系统整理，内容包括十二经脉、奇经八脉的走向、主病等内容。第 2 章与第 3 章将腧穴知识分门别类予以系统整理，择其精要配上直观的插图，供人们学习与记忆，并用表格列出了常用特定穴位的名称、定位方法与主治，以便查找。对于经络和腧穴，本书在每一门类下配以歌诀，帮助增强人们的记忆。每一首歌诀基本概括了经络的功能、主病及每一腧穴的定位方法、功效和主治。总之，理解每一部分的内容，并且熟读歌诀便可知晓经络与腧穴的临床效用。本书歌诀力求符合律诗平仄，使之易诵易记。

除介绍经络、腧穴的传统功能作用和主治外，本书也简要地介绍了一些腧穴的现代研究，使读者在掌握针灸腧穴传统理论知识的基础上能辩证地结合现代针灸研究知识，这对拓宽知识视野、启发针灸施治思路是很有帮助的。本书还摘录了一些中医学术刊物对腧穴的报道，以充实内容，使该书更加贴近临床。

　　本书简明扼要、通俗易懂、图文并茂，注重实用性和科学性，便于读者查找、学习、记忆。可作为学习中医经络、腧穴的辅助读物，对初学针灸者很有帮助。由于书中的"临床运用"摘录了大量的腧穴配伍和效验处方，所以对临床医师也很有参考价值。

编著者

目 录

第 1 章　经络概说

第 2 章　腧穴概述

第 3 章　特定穴概述

第 4 章　经络腧穴各论

附：国家标准人体经络穴位挂图

第1章　经络概说

一、经络的概念及组成

1.经络的概念　要理解经络概念的内涵就必须熟悉经络的作用。经络的作用可概括为两点、八个字，即联系内外，运行气血。具体说就是在结构上联系内外，在功能上运行气血。

（1）结构上：经络遍布全身，联系身体的上、下、内、外，将全身的脏腑、形体、官窍及皮毛等联系在一起，就像一张网，这个网的主绳是"经"（原意是"纵丝"，就是直行主线的意思），网的支绳是"络"（网络，支线的意思）。我们可能都看过针灸穴位挂图，人体图上有线有点，点代表的是腧穴，线代表的就是经络，看起来有些杂乱，实际上是有规律的。图的正面、侧面及背面加起来一共有 26 条线，其中有 24 条线对称地分布在身体的两侧，每侧 12 条，称为"十二经脉"，另外两条分布于身体的正中线，一前一后，前为任脉，后是督脉。

歌　诀

经者径路上下行，脏腑体表血流通，

络如网络微而细，纵横交错周身中。

> **小贴士**
>
> 十二经脉加上任督二脉合称"十四经"，是经络系统中的主干，另外还有许许多多的络脉，有大有小，把经络系统比喻成一棵枝繁

叶茂的大树的话，十四经是树干，络脉就是树干上的枝枝杈杈，遍布于全身的每一个角落，加强了十四经脉之间的联系，并将十四经的气血能够运行到身体的每一个角落。

（2）功能上：运行气血，这是经络最重要的作用，人体上一些气血循行的现象是经络概念产生的客观依据。

总之，经络系统就像一张网，十二经脉及任督二脉是这个网的总绳。不是有"提纲挈领"这么个成语吗？十二经脉和任督二脉就是这个网的"纲"，众多的络脉是这个网的"领"（支绳），形成了一个四通八达的网络系统，将人体包括五脏六腑在内的所有器官和组织联系在一起，形成一个整体，每一部分之间既相互联系，又是相互影响的，这基本上就是中医的两大特色之一，即整体观念，是建立在经络基础之上的。可见经络对于中医的重要性。

2. 经络系统的组成　经络系统由十二经脉、奇经八脉和十二经筋、十二经别、十二皮部，以及十五别络和浮络、孙络等组成（图1-1）。

二、十二经脉的概念

1. 十二经脉的命名　十二经脉的名称由手足、阴阳、脏腑三部分组成（图1-2）。用手、足将十二经脉分成手六经（上焦三脏及与之相络属的三腑，循行于上肢）、足六经（中焦三脏及与之相络属的三腑，循行于下肢）。脏腑有阴阳之别，六脏属阴，其经脉循行于肢体内侧；六腑属阳，其经脉循行于肢体外侧。根据阴阳消长变化规律，把阴阳又划分为三阴三阳。三阴为太阴、少阴、厥阴；三阳为阳明、太阳、少阳。十二经脉组成见图1-3。

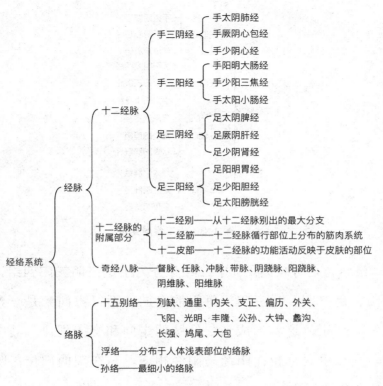

图 1-1 经络系统的组成

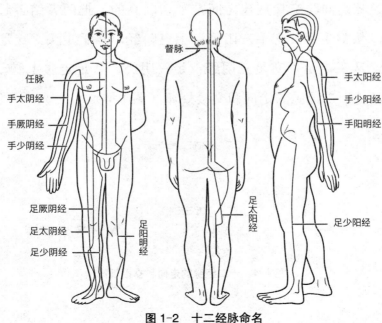

图 1-2 十二经脉命名

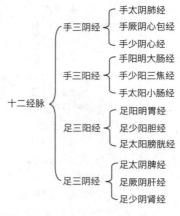

图 1-3　十二经脉组成

2. **十二经脉的走向和交接**　十二经脉分为手足三阴三阳四组，即手三阴、手三阳、足三阴、足三阳。每组的走向（循行方向）是一致的，并且按次一组接一组，这就形成十二经脉的走向和交接规律。其中阴经与阳经相交，是在手足部位；阳经与阳经相交，是在头面部位；阴经与阴经相交，是在胸腹部位。

十二经脉走向与交接规律之间是密切联系的，把两者结合起来则是：手三阴经，从胸走手，交手三阳经；手三阳经，从手走头，交足三阳经；足三阳经，从头走足，交足三阴经；足三阴经，从足走腹上胸，交手三阴经，这就是十二经脉的走向和交接规律（图 1-4）。

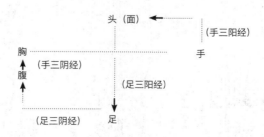

图 1-4　十二经脉的走向和交接规律

歌　诀

手三阴经从胸走手，

手三阳经从手走头，

足三阳经从头走足，

足三阴经从足走胸。

3. 十二经脉的表里相合　十二经脉通过经别和别络互相沟通，组合成六对，又称"六合"，即"表里相合"关系。具体表里关系可参见表 1-1。

表 1-1　十二经脉表里相合关系

	阴经（属脏络腑）	阳经（属腑络脏）	循行 部位（阴经行于内侧，阳经行于外侧）	
手	太阴肺经 厥阴心包经 少阴心经	阳明大肠经 少阳三焦经 太阳小肠经	上肢	前缘 中线 后缘
足	太阴脾经 厥阴肝经 少阴肾经	阳明胃经 少阳胆经 太阳膀胱经	下肢	前缘 中线 后缘

注：在小腿下半部和足背部，肝经走在前缘，脾经走在中线；至内踝上 8 寸处交叉之后，脾经走在前缘，肝经走在中线

4. 十二经脉气血的流注　十二经脉分布于全身的内外上下，其中的气血阴阳流动不息，循环贯注，这就是十二经脉气血的流注。流注有一定的次序，即从手太阴肺经开始，依次流至足厥阴肝经，再流至手太阴肺经，这样就构成了一个"阴阳相贯，如环无端"的十二经脉整体循行系统（图 1-5）。

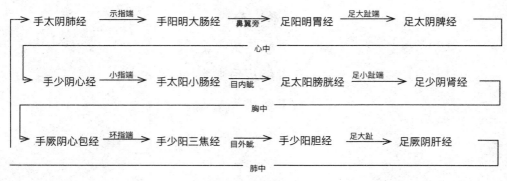

图 1-5 十二经脉流注次序

十二经脉流注次序歌

寅时气血注入肺，

卯时大肠辰时胃，

巳脾午心未小肠，

申属膀胱酉肾位，

戌时心包亥三焦，

子胆丑肝各定位。

5.十二经脉的体表分布规律　十二经脉在体表的分布也有一定规律。

（1）头面部：手三阳经止于头面，足三阳经起于头面，手三阳经与足三阳经在头面部交接，所以说"头为诸阳之会"。

十二经脉在头面部分布的特点：手足阳明经分布于面额部，手太阳经分布于面颊部，手足少阳经分布于耳颞部，足太阳经分布于头顶、枕项部。另外足厥阴经从颅内止于头顶部。

十二经脉在头面部的分布，可以概括为：阳明在前，少阳在侧，太阳在后。

（2）四肢部：十二经脉在四肢分布的一般规律是阴经分布在四肢的

内侧面，阳经分布在四肢的外侧面。

上肢：内侧面是手太阴经在前缘，手厥阴经在中线，手少阴经在后缘。外侧面是手阳明经在前缘，手少阳经在中线，手太阳经在后缘。

下肢：内侧面是内踝上 8 寸以下，足厥阴经在前缘，足太阴经在中线，足少阴经在后缘；8 寸以上，足太阴经在前缘，足厥阴经在中线，足少阴经在后缘。外侧面是足阳明经在前缘，足少阳经在中线，足太阳经在后缘。

（3）躯干部：十二经脉在躯干分布的一般规律是足三阴经与足阳明经分布在胸、腹部（前），手三阳经与足太阳经分布在肩胛、背、腰部（后），手三阴经、足少阳经与足厥阴经分布在腋、胁、侧腹部（侧）（表 1-2）。

表 1-2　十二经脉在躯干的分布规律

部位		第一侧线	第二侧线	第三侧线
前	胸部	足少阴肾经 （距胸正中线 2 寸）	足阳明胃经 （距胸正中线 4 寸）	足太阴脾经 （距胸正中线 6 寸）
	腹部	足少阴肾经 （距腹正中线 0.5 寸）	足阳明胃经 （距腹正中线 2 寸）	足太阴脾经 （距腹正中线 4 寸） 足厥阴肝经从 少腹斜向上至胁
后	肩胛部	手三阳经		
	背、腰部	足太阳膀胱经 （距背正中线 1.5 寸）	足太阳膀胱经 （距背正中线 3 寸）	
侧	腋部	手三阴经		
	胁、侧腹部	足少阳胆经、足厥阴肝经		

6. 十二经脉与脏腑的联系　体内是指胸腹腔，包括脏腑在内。十二经脉均循行到胸腹腔中。十二经脉在体内的分布，主要是指其与脏腑的联系，所以说十二经脉"内属于脏腑"。

十二经脉与脏腑的联系，主要有"属""络"关系。属，隶属的意思。十二经脉每经都隶属于一个脏或腑。络，联络的意思。十二经脉每经都与其相表里经脉所属的脏或腑相联络。这样就形成了手足三阴经属脏络腑、手足三阳经属腑络脏的十二经脉与脏腑的联系规律。十二经脉的络、属关系及其与脏腑联系见表1-3。

表1-3　十二经脉与脏腑联系

十二经脉		手太阴肺经	手阳明大肠经	足阳明胃经	足太阴脾经	手少阴心经	手太阳小肠经	足太阳膀胱经	足少阴肾经	手厥阴心包经	手少阳三焦经	足少阳胆经	足厥阴肝经
联系的脏腑	属	肺	大肠	胃	脾	心	小肠	膀胱	肾	心包	三焦	胆	肝
	络	大肠	肺	脾	胃	小肠	心	肾	膀胱	三焦	心包	肝	胆
	其他	胃			心	肺	胃		心肝肺				胃肺

三、十二经别的概念

十二经别是十二经脉离、入、出、合的别行部分，是经脉别行深入体腔的支脉。

十二经别的分布规律：十二经别多从四肢肘、膝关节以上的经脉别出（离），经过躯干深入体腔与相关的脏腑联系（入），再浅出体表上行头项部（出），在头项部阳经经别合于本经经脉，阴经的经别合于其表里的阳经经脉（合），由此将十二经别汇合成6组，称为六合。足太阳、足少阴经别从腘部分出，入走肾与膀胱，上出于项，合于足太阳膀胱经；足少阳、足厥阴经别从下肢分出，行至毛际，入走肝、胆，上系于目，合于足少阳胆经；足阳明、足太阴经别从髀部分出，入走脾、胃，上出鼻頄，合于足阳明胃经；手太阳、手少阴经别从腋部分出，入走心与小肠，上出目内眦，合于手太阳小肠经；手少阳、手厥阴经别从所属经脉分出，进入胸中，入走三焦，上出耳后，合于手少阳三焦经；手阳明、手太阴经别从所属经脉分出，入走肺与大肠，上出缺盆，合于手阳明大肠经。

十二经别的作用：加强了十二经脉的内外联系及体腔内的脏腑之间表里关系，补充了十二经脉在体内外循行的不足。由于十二经别通过表里相合的"六合"作用，使十二经脉中的阴经与头部发生了联系，从而扩大了手足三阴经穴位的主治范围。此外，由于其加强了十二经脉与头面的联系，也突出了头面部经脉和穴位的重要性及其主治作用。

四、奇经八脉的概念

1. 奇经八脉的概念　奇者，异也。奇经八脉是不同于十二经脉（正经）的另一类经脉，是任脉、督脉、冲脉、带脉、阴跷脉、阳跷脉、阴维脉、阳维脉的总称。它们与十二经脉不同，既不直属脏腑，又无表里配合关系，其循行别道，故称奇经。其有沟通十二经脉之间的联系，对十二经脉气血有蓄积渗灌等调节作用。

2. 奇经八脉的循行分布

（1）督脉：行于背部正中，其脉多次与手足三阳经及阳维脉交会，能总督一身之阳经，故称为"阳脉之海"。督脉行于脊里，上行入脑，并从脊里分出，属肾，它与脑、脊髓、肾又有密切联系。

督脉歌

督起小腹骨中央，入系廷孔络阴器，

合篡至后别绕臀，与巨阳络少阴比，

上股贯脊属肾行，上同太阳起内眦，

上额交巅络脑间，下项循肩仍挟脊，

抵腰络肾循男茎，下篡亦与女子类，

又从少腹贯脐中，贯心入喉颐及唇，

上系目下中央际，此为并任亦同冲，

大抵三脉同一本，灵素言之每错综。

（2）任脉：行于腹面正中线，其脉多次与足三阴及阴维脉交会，能总任一身之阴经，故称"阴脉之海"。任脉起于胞中，与女子妊娠有关，故有"任主胞胎"之说。

任脉歌

任脉起于中极底，以上毛际循腹里，

上于关元至咽喉，上颐循面入目是。

（3）冲脉：上至于头，下至于足，贯穿全身，成为气血的要冲，能调节十二经脉气血，故称"十二经脉之海"，又称"血海"（图1-6）。与妇女的月经有关。

冲脉歌

冲起气街并少阴，挟脐上行胸中至，

冲为五脏六腑海，五脏六腑所禀气，

上渗诸阳灌诸精，从下冲上取兹义，

亦有并肾下冲者，注少阴络气街出，

阴股内廉入腘中，伏行骭骨内踝际，

下渗三阴灌诸络，以温肌肉至跗指。

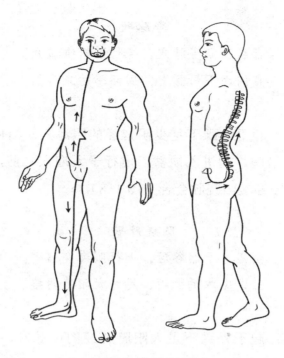

图 1-6　冲脉循行

（4）带脉：起于季肋，斜向下行到带脉穴，绕身一周，环行于腰腹部，并于带脉穴处再向前下方沿髋骨上缘斜行到少腹（图 1-7）。

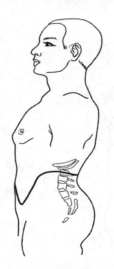

图 1-7　带脉循行

11

带脉歌

带起少阳带脉穴，绕行五枢维道间，

京门之下居髎上，周回季胁束带然。

（5）阴跷脉：起于内踝下足少阴肾经的照海穴，沿内踝后直上经下肢内侧、前阴，沿腹、胸进入缺盆，出行于人迎穴之前，经鼻旁，到目内眦，与手足太阳经、阳跷脉会合（图1-8）。

阴跷脉歌

阴跷起于然谷后，上行照海交信列，

三穴原本足少阴，足之太阳睛明接。

（6）阳跷脉：起于外踝下足太阳膀胱经的申脉穴，沿外踝后上行，经小腿、大腿外侧，再向上经腹、胸侧面与肩部，由颈外侧上挟口角，到达目内眦，与手足太阳经、阴跷脉会合，再上行进入发际，向下到达耳后，与足少阳胆经会于项后（图1-9）。

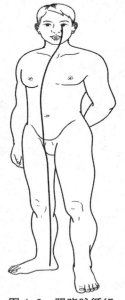 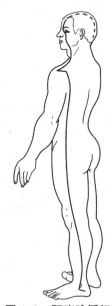

图1-8 阴跷脉循行　　图1-9 阳跷脉循行

阳跷脉歌

阳跷脉起申仆阳，居髎肩髃巨骨乡，

臑俞地仓巨髎泣，终于睛明一穴强。

（7）阴维脉：起于小腿内侧足三阴经交会之处，沿下肢内侧上行，至腹部与足太阴脾经同行，到胁部与足厥阴肝经相合，然后上行至咽喉，与任脉相会（图 1-10）。

阴维脉歌

阴维之穴起筑宾，府舍大横腹哀循，

期门天突廉舌本，此是阴维脉维阴。

（8）阳维脉：起于外踝下，与足少阳胆经并行，沿下肢外侧向上，经躯干部后外侧，从腋后上肩，经颈部、耳后，前行到额部，分布于头侧及项后，与督脉会合（图 1-11）。

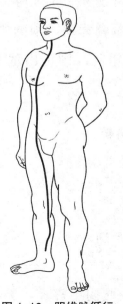
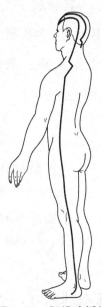

图 1-10　阴维脉循行　　　　图 1-11　阳维脉循行

阳维脉歌

阳维脉起穴金门，臑俞天髎肩井深，

本神阳白并临泣，正营脑空风池巡，

风府哑门此二穴，项后入发是其根。

小贴士

奇经八脉中督、任、冲三脉皆起于胞中，同出于会阴，然后别道而行，分布于腰、背、胸、腹等处，所以称此三脉为"一源而三歧"。阴跷脉、阳跷脉：跷，有轻健跷捷之意。有濡养眼目、司眼睑开合和下肢运动的功能。阴维脉、阳维脉：维，有维系之意。阴维脉的功能是"维络诸阴"；阳维脉的功能是"维络诸阳"。

---

3. 奇经八脉的主病

（1）督脉病证临床表现：腰骶、脊背痛，项背强直，头重眩晕，大人癫疾，小儿风痫。因为其脉起于会阴，并于脊里，上风府，入脑，上巅，循额。病邪阻滞督脉，经气不利，故腰骶脊背痛、项痛强直；督脉失养，脑海不足，故见头晕头重；若阴阳气错乱，则可出现大人癫疾和小儿风痫。

督脉主病歌

督脉治休克，昏厥与发热，

心肺①精神病，肝胆②脾胃弱，

泌尿生殖病，腰骶穴位着。

注：①指心肺疾病；②指肝胆疾病

（2）任脉病证临床表现：脐下、少腹阴中疼痛，男子内结七疝，女子带下症瘕。因为任脉主阴，易感寒邪，寒凝于脉，血行不畅，则脐下、少腹阴中疼痛；任脉固主血前之阴，阴凝寒滞，气血瘀阻，则见男子疝气，女子带下症瘕积聚。

任脉主病歌

任脉主治疾病，因部各有不同，
胸穴主治心肺，食管气管其中，
上腹主治胃肠，下腹主治泌生[1]，
兼治肠道疾患，会阴关[2]气[3]救生。

注：[1]指泌尿生殖系统疾病；[2]指关元；[3]指气海

（3）冲脉病证临床表现：气逆里急，或气从少腹上冲胸咽、呕吐、咳嗽；男子阳痿，女子经闭不孕或胎漏。冲脉为经脉之海，由于冲脉之气失调，与足阳明之气相并而上逆，气不得降，故出现气从少腹上冲胸、咽及呕吐、咳嗽等症状；冲脉为血海，与任脉共同参与生殖功能，冲脉任脉失调或气血不充，导致男子阳痿、女子经闭不孕等。

冲脉主病歌

冲脉有病不调经[1]，崩漏不育生殖病，
气逆上冲心胸痛，胁腹胀满及肠鸣。

注：[1]指月经不调

（4）带脉病证临床表现：腰酸腿痛，腹部胀满，赤白带下，或带下清稀，阴挺，胎漏。因为带脉环腰，总束诸脉，人身冲任二脉，与阳明合于宗筋，会于气街，皆属于带脉，而络于督脉，则太冲所以能够上养心肺，须赖带脉以主持之，而人身之气所以能上下流行，亦赖带脉为关锁。

带脉经气不利，故出现腰酸腿痛；中气不运，水湿困阻于带脉，则腹部胀满，带下清稀量多；带脉气虚，不能维系胞胎，则见阴挺、胎漏。

带脉主病歌

带脉有病腹胀满，月经不调下肢软，

赤白带下盆腔炎，腰部有如水中船①。

注：①腰部有如坐在水中的感觉

（5）阳跷、阴跷脉病证临床表现：阳跷为病，阴缓而阳急；阴跷为病，阳缓而阴急。阳急则狂走，目不昧；阳跷急则阴厥。

因为阳跷、阴跷二脉均起于足跟，阳跷循行于下肢外侧，阴跷循行于下肢内侧，二者协调关节，有保持肢体动作矫捷的作用。如某侧发生病变，则经脉拘急，另一侧则相对弛缓。两脉均达于目内眦，故阳跷患病，阳气偏亢则目内眦赤痛，或不寐而狂走；阴跷患病，阴寒偏盛，寒盛则下肢厥冷。

阳跷阴跷主病歌

阳跷脉疾病，阴虚与阳盛，

下伸肌紧张①，不寐难入梦，

阴跷脉疾病，阳衰与阴盛，

下屈肌紧张①，多睡难清醒。

注：①指惊痫、瘫痪等症出现下肢屈肌紧张、足内翻等

（6）阳维、阴维病证临床表现：阳维为病苦寒热，阴维为病苦心痛。若阴阳不能自相维系，则见精神恍惚，不能自已，倦怠乏力。

因为人身阳脉统于督，阴脉统于任，而诸阳清阴之散现而会者，又

必有经脉以维系而主持之，二维脉有维系阴阳之功能。阳维脉起于诸阳会，以维系诸阳经，由外踝而上行于卫分，故阳维脉受邪，可见发热、恶寒；阴维脉起于诸阴交，以维系诸阴经，由内踝而上行于营分，故阴维脉受邪，则见心痛。若二脉不能相互维系，阴阳失调，阳气耗伤则倦怠乏力，阳精亏虚则精神恍惚，不能自已。

阳维阴维主病歌

阳维有病肢体弱，甚则恶寒与发热，

阴维不能维系阴，精神不宁甚痛心①。

注：①阴维脉如果不能维系诸阴经，就会发生精神不宁的症状，甚则心痛

五、十五络脉的概念

络脉是由经脉分出行于浅层的支脉。十二经脉和任、督二脉各自别出一络，加上脾之大络，总称十五络脉，或十五别络（表1-4）。

十五络脉的分布规律：十二经脉的络脉均从本经四肢肘、膝以下的络穴分出，走向其相表里的经脉，即阴经别络于阳经，阳经别络于阴经。任脉的络脉从鸠尾分出以后散布于腹部；督脉的络脉从长强分出经背部向上散布于头，左右别走足太阳经；脾之大络从大包分出以后散布于胸胁。此外，还有从络脉分出的浮行于浅表部位的浮络和细小的孙络，遍及全身，难以计数。

十五络脉的作用：四肢部的十二经络脉，加强了十二经脉中表里两经的联系，从而沟通了表里两经的经气，补充了十二经脉循行的不足。躯干部的任脉络脉、督脉络脉和脾之大络，分别沟通了腹、背和全身经气，从而输布气血以濡养全身组织。

表1-4　十五络脉

手太阴经络脉——列缺	手厥阴经络脉——内关	手少阴经络脉——通里
手太阳经络脉——支正	手阳明经络脉——偏历	手少阳经络脉——外关
足太阳经络脉——飞扬	足少阳经络脉——光明	足阳明经络脉——丰隆
足太阴经络脉——公孙	足少阴经络脉——大钟	足厥阴经络脉——蠡沟
督脉络脉——长强	任脉络脉——鸠尾（尾翳）	脾之络脉——大包

六、孙络、浮络的概念

孙络：从络脉分出最细小的分支称为"孙络"，它的作用同浮络一样输布气血，濡养全身。

浮络：在全身络脉中，浮行于浅表部位的称为"浮络"，它分布在皮肤表面。其主要作用是输布气血以濡养全身。

七、十二经筋的概念

十二经筋是十二经脉之气濡养筋肉、骨节的体系，是十二经脉的外周连属部分。

十二经筋的分布规律：十二经筋均起于四肢末端，上行于头面、胸、腹部。每遇骨节部位则结于或聚于此，遇胸腹壁或入胸腹腔则散于或布于该部而成片，但与脏腑无属络关系。三阳经筋分布于项背和四肢外侧，三阴经筋分布于胸腹和四肢内侧。足三阳经筋起于足趾，循股外上行结于九页（面）；足三阴经筋起于足趾，循股内上行结于阴器（腹）；手三阳经筋起于手指，循臑外上行结于角（头）；手三阴经筋起于手指，循臑内上行结于贲（胸）。

十二经筋的作用：约束骨骼，完成运动关节和保护关节的功能。

八、十二皮部的概念

十二皮部是十二经脉功能活动反映于体表的部位，也是络脉之气散布之所在。

十二皮部的分布规律：以十二经脉体表的分布范围为依据，将皮肤病划分为十二个区域（图 1-12）。

皮部的作用：由于十二皮部居于人体最外层，又与经络气血相通，故是机体的卫外屏障，起着保卫机体、抵御外邪和反映病证的作用。

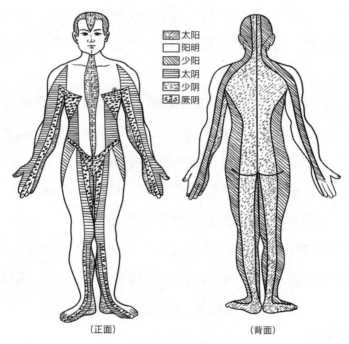

图 1-12　十二皮部

第 2 章　腧穴概述

一、穴位到底是什么

腧穴是人体脏腑、经络、气血输注于体表的部位。腧与"输"通，有转输的含义，"穴"即孔隙的意思。腧穴在《黄帝内经》中有"节""会""气穴""气府""骨空""溪"等名称。《针灸甲乙经》中称为"孔穴"《圣惠方》中称为"穴位"。

早在石器时代，我们的祖先在生产劳动的同时，与自然环境作斗争，在与疾病作斗争的过程中，当时没有什么医药可谈。人体某处有了病痛，很自然就会用手去揉按或者捶击，从而使病痛得到缓解，有时候偶然的情况下被火灼伤，或被乱石、荆棘所刺伤，结果使身体某部的病痛得到减轻和消失。这种有限的、偶然的现象重复出现了多次，经过了漫长的历史，使人们的感性认识逐渐提高到理性认识，从无意地受到刺激减轻病痛到有意地去刺激，如灼烤、捶击某些特定部位从而使病痛得到缓解，这样就产生了穴位的概念。这时既没有规定的部位，也没有所谓的穴名，只是"以痛为腧"——这是最早的穴位概念。

而对穴位有系统研究的当推现存成书最早的医学著作《黄帝内经》，它指出，"气穴所发，各有处名"，并记载了 160 个穴位名称。晋代皇甫谧编纂了《针灸甲乙经》，对人体 340 个穴位的名称、别名、位置和主治一一论述。迨至宋代，王惟一重新厘定穴位，订正讹谬，撰著《铜人腧穴针灸图经》，并且首创研铸专供穴位指压教学与考试用的两座穴位指压铜人，其造型之逼真，端刻之精确，令人叹服。

按照中医基础理论，人体穴位主要有三大作用，它既是经络之气输注于体表的部位，又是疾病反映于体表的部位，还是穴位指压、按摩等疗法的施术部位。穴位具有"按之快然""祛病迅速"的神奇功效。总的来说，腧穴是针灸施术的部位，在临床上要正确运用针灸治疗疾病，必须掌握好腧穴的定位、归经、主治等基本知识。

歌　诀

经络腧穴不分割，经络为线腧穴卧，
奇穴新穴另有别，循经取穴驱病魔。

二、穴位是如何分类的

腧穴可分为十四经穴、奇穴、阿是穴三类。

歌　诀

经穴奇穴阿是穴，书中记载各有诀，
历史发展数有增，经奇阿是分别说，
经脉输注为腧穴，腧穴种类有区别，
经穴奇穴三大类，以痛为腧阿是穴。

1.十四经穴　十四经穴为位于十二经脉和任督二脉的腧穴，简称"经穴"。经穴因其分布在十四经脉的循行线上，所以与经脉关系密切，它不仅可以反映本经经脉及其所属脏腑的病证，还可以反映本经经脉所联系的其他经脉、脏腑之病证，同时又是针灸施治的部位。因此，腧穴不仅有治疗本经脏腑病证的作用，也可以治疗与本经相关经络、脏腑之病证。

2.奇穴　奇穴是指未能归属于十四经脉的腧穴，它既有确定的穴名，又有明确的位置，称"经外奇穴"。这些腧穴对某些病证具有特殊的治疗作用。奇穴因其所居人体部位的不同，其分布也不尽相同。有些位于经脉线外，如中泉、中魁；有些在经脉线内，如印堂、肘尖；有些是穴位组合之奇穴，如四神聪、四缝、四花等穴。

3. 阿是穴　阿是穴又称压痛点、天应穴、不定穴等。这一类腧穴既无具体名称，又无固定置，而是以压痛点或其他反应点作为针灸部位。阿是穴多位于病变的附近，也可在与其距离较远的部位。

阿是穴是唐代医学家孙思邈在临床中首先发现的。民间传说有一患严重腿痛的患者，吃了几天孙思邈开的汤药并没见效。配合吃汤药，孙思邈又加上针灸，扎了几天的针还是不见效，腿仍疼痛难受。孙思邈面对病情未见好转的患者，想着这些吃的药和扎针所取的穴位在典籍上，都是有记载的，依此治病为何不见疗效？是否还有没被发现的治腿痛的新穴位？孙思邈一边想一边在患者腿上轻轻地掐。掐一处就问一问：是不是这儿疼？掐着掐着突然患者高声地喊起来："阿唷。"孙思邈加重掐又急忙问："是不是这儿？"患者说："啊——是这儿！"孙思邈就在此处扎了一针。说来也怪，患者的腿居然不痛了。

扎这一针的穴位，任何书上都没记载，要记下这穴位就得先给它起个名。孙思邈想着刚才的情景，患者"啊——是"地说是这儿，于是就把这个穴位叫"阿是"穴。阿是穴及其在穴上扎针医疗，已被千余年来无数用针灸治病的医生所肯定。孙思邈发明了"以痛取穴"针刺治病的方法。此后，阿是穴的叫法便流传下来。从此，人身上又多了一个痛点穴位——阿是穴。孙思邈博学多才，在临床中首创阿是穴，对针灸学发展作出了杰出贡献。孙思邈在《千金要方》中指出：阿是穴又称天应穴、不定穴、扪当穴。凡是不定名穴位，无一定主治功用，无一定数目，以痛为腧，为阿是穴。阿是穴在临床上应用较广，可补经穴主治之不足。为此，千百年来，经穴、奇穴、阿是穴等组成腧穴的完整体系，促进了针灸学的发展。

小贴士

　　孙思邈，是京兆东原（今陕西省耀县孙家塬）人，是我国乃至世界历史上著名的医学家和药物学家。在历史上，被人们尊为"药王"。孙思邈约生于公元 541 年，卒于公元 682 年，享年一百四十余岁，一生经历了北周、隋、唐三个朝代十一位帝王。北周宣帝时，以国事多端而隐居太白山中，号"太白处士"。他隐居山林，研究医学和养生之道，人称"药王"，又号"真人"，时人以神仙视之。

三、穴位的三大治疗作用

　　腧穴不仅是气血输注的部位，也是邪气所犯的处所，又是针灸治疗疾病的刺激点。腧穴治疗疾病的关键就是接受适当的刺激以通其经脉，调其气血，使阴阳归于平衡，脏腑趋于和调，从而达到祛除病邪的目的。针灸治疗的原理就是通过刺激局部的腧穴，发挥经络的调整和传导作用，给脏腑甚至于机体以整体影响，腧穴的治疗作用可以从以下三个方面加以论述。

歌　诀

腧穴作用依功能，按部按经针灸行，

诸经治病各有异，循经对症选穴灵。

　　1. 近治作用　这是所有腧穴主治作用所具有的共同作用，凡是腧穴均能治疗该穴所在部位及邻近组织器官的病证，如悬颅、颔厌治疗偏头痛；面目浮肿，取水沟、前顶；耳聋气闭，取听会、翳风；如上肢疾病可取肩髎、曲池、合谷；下肢疾病可取环跳、委中等；取肺俞、风门、天突等穴治疗肺部疾患；取心俞、巨阙、章门等治疗心、脾、胸胁疾患；取中脘、天枢、大肠俞等穴治疗胃肠疾患；取肾俞、关元、中极、维道等穴治疗泌尿、生殖疾患等，都是腧穴治疗局部体表或邻近内脏疾患的例子。以足少阴肾经腧穴为例：足底的涌泉可治疗足心热；足跟的大钟可治疗足跟痛；腓肠肌下端的筑宾可治疗小腿内侧痛；少腹部的横骨、大赫可治疗生殖，泌尿系疾病；上腹部的幽门、通谷可治疗胃肠疾病；胸腹部的俞府、神藏可治疗肺疾病。余穴皆如此。也就是说，每个经穴随着经脉循行部位的不同，其主治重点也随之转移，由于每条经脉的经穴都存在这个共性，因此，应用经穴治疗局部体表或邻近内脏疾患，往往不受经脉所循线路的约制，而体现出横向的、阶段性的分部主治规律。

局部选穴歌诀

根据病痛所在地，脏腑五官及肢体，

所选诸穴就近取，治疗部位局部疾，

近取穴法应用广，调节平衡调阴阳，

鼻病印堂与迎香，口㖞颊车与地仓，

胃病梁门及中脘，肾病肾俞志室选，

肩部肩髎肩髃臑[①]，眼病睛明承泣邀，

耳病耳门听宫会[②]，膝病膝眼膝关委[③]，

注：①指臑俞；②指听会；③指委中

2.远治作用　这是十四经腧穴主治作用的基本规律。在十四经腧穴中，尤其是十二经脉在四肢肘膝以下的腧穴，不仅能治疗局部病证，而且能治疗本经循行所涉及的远隔部位的组织、器官、脏腑的病证，甚至具有治疗全身病患的作用。如《针灸大全》记载：

远端选穴歌诀

三里内庭穴，肚腹妙中诀，

曲池与合谷，头面痛可撤，

腰背痛相连，委中昆仑穴。

《针灸聚英》也有类似记载：

远端选穴歌诀（一）

肚腹三里留，腰背委中求，

头项寻列缺，面口合谷收。

远端选穴歌诀（二）

头面之疾寻至阴，腿脚有疾风府寻，

心胸有病少府泻，脐腹有病曲泉针。

由此可见经穴的远治作用与经络的循行分布是紧密相连的。

经穴，顾名思义就是经络之穴。这也指明了经穴主治与经络之间的关系，如手太阴肺经肘以下的穴位，一般都能主治肺、气管、咽喉及相应体表部位的疾病，而手太阴肺经所出现的病候，又同该条经脉的穴位主治基本一致。又如临床上常取合谷治疗牙痛，内关治疗胃痛，后溪、中渚治疗颈项扭伤，足三里、上巨虚治疗胃肠疾患等，都是根据经络循行选取远道穴位。其他如上病下取、下病正取、中病旁取、左右交叉及前后对刺等，同样是基于经络学说的原理。经络的循环有表里相合，交区交会、根结、标本、气街等多种联系的特性，这种特性也反映在腧穴的远治作用上。如取大椎穴退热，遗尿可以取三阴交。

根据经络学说的叙述，每条经脉上所分布的穴位，是这条经脉脉气所发的部位。如果这条经脉发生了异常变化，即出现各种病候，就可以通过刺激这条经脉的穴位，调整经脉、脏腑的气血而把疾病治愈。在经络学说中常有"经脉所过，主治所及"的论述，即指出经脉病候与穴位治疗作用的密切关系。根据《黄帝内经》记载，经脉病候的内容可以分为外经病候和脏腑病候两个方面，外经病候是指邪气侵袭体表循行部位，导致经脉发生病变而反映出来的各种症状和体征，故又称本经体表病候；脏腑病候则为邪气沿经脉体内循行侵犯至所属经络及相关联的脏腑所表现的症状和体征。因此，每个经穴的治疗作用都可以体现在本经的外经病候和脏腑病候两个方面，如手太阴肺经的尺泽、孔最、列缺、鱼际等，均可以治疗咳喘、气逆等肺病候，同时能主治肘臂肿痛、胸痛等外经病候。其他各条经脉的经穴也都有类似的情况。

远端选穴歌诀（三）

远部取穴离病远，人体各部相关联，

根据经络腧穴学，本经异经均可选。

心病冲门通里灵[①]，肺病太渊鱼际连，

脾病公孙三阴交，肝病太冲与行间。

异经取穴求因果，脾失健运因胃肝，

或取胃经足三里，或取肝经太冲间[②]。

注：①指灵道；②指行间

小贴士

经穴的远治作用，尤以四肢、肘、膝关节以下的穴位最为明显。在《黄帝内经》以四肢为根、为本，头身为结、为标，十二经脉的"本"都在四肢下端部位，"根"即四肢末端的井穴。扼要地说明了肘、膝以下经穴对治疗其远隔部位疾患的重要作用，这些穴位对治疗内脏及全身疾病都具有重要意义。

3. 特殊作用　腧穴的特殊治疗作用主要指腧穴的相对特异性和双重的良性调整作用两个方面而言。

腧穴的特异性，是指穴位与非穴位或不同腧穴在治疗上所具有的不同特点，也就是每个腧穴对不同脏器与部位所发生的各种病变具有特殊作用。腧穴的特殊治疗作用，首先表现在穴位与非穴位的明显差别。大多数的研究资料证明，穴位的作用明显，非穴位大多无作用或作用较差。这样，取穴的准确与否就直接关系到疗效的好坏，是十分重要的。其次是不同腧穴之间的治疗作用差异显著，如针刺合谷、颊车、地仓可以治疗口喝眼斜；刺环跳、风市、委中、阳陵泉可以治疗下肢痹痛，但将两种用穴反过来则基本无效。这说明腧穴主治的确有其特异性，经临床实践验证疗效是可靠的。

所谓的腧穴的双重良性调整作用，即在机体不同状态下，同一腧穴体现出两种相反的治疗作用，称为"双关性""双向性"等，如百会穴，在清气下陷时可以升提清气，在肝阳上亢时可以平肝潜阳；内关可使心动过缓者加快心跳，心动过速者减缓心率；合谷穴在解表时可以发汗，在固表之时又能止汗等。腧穴的这一治疗特性，使针灸治疗具有广泛的适应性和一定的安全性。所以，只要掌握针灸的基本原则，即使对无病的人，或配穴欠妥，也不会发生不良反应。针灸是调整机体的异常现象，偶尔制之，对正常的生理功能影响不大，或是短暂的改变，不久就恢复原来的状态。因而认为，有关穴位对正常功能状态下的脏器不起明显作用。

小贴士

　　在讨论腧穴的双重治疗作用之时，有两点是需要反复加以注意的。其一，补与泻是针灸施术的基本法则，其方法、作用彼此完全相反。在治疗时，腧穴处方应结合病情适当运用不同的补、泻手法，才能提高治疗效果。其二，腧穴间的相互配伍加减可明显改变处方的治疗效应。而"病有增减，穴有抽添，方随症移，效从穴转"讲的就是这个道理。

四、十四经穴主治概要

　　1. 手三阴经经穴主治　手三阴经经穴主治胸、心、肺疾患。手太阴肺经经穴主治胸、肺（包括气管、咽喉、鼻）疾患；手厥阴心包经经穴主治胸、心（包括脉管、舌、神志）、胃脘疾患；手少阴心经经穴主治胸、心（包括舌、脉管、神志）疾患。

　　2. 手三阳经经穴主治　手三阳经经穴主治头面、神志及热病。手阳明大肠经经穴主治头额、面、眼、耳、鼻、喉、上肢外侧前缘、里热等疾患；手少阳三焦经经穴主治头颞、耳、眼、咽喉、上肢外侧中线及半表半里热等疾患；手太阳小肠经经穴主治头项、眼、耳、喉、上肢外侧后缘、表热及神志疾患。

　　3. 足三阳经经穴主治　足三阳经经穴主治头面、神志、躯干六腑病、热病。足阳明胃经经穴主治头面、口齿、喉、胃肠、躯干及下肢前侧、里热、神志等疾患；足少阳胆经经穴主治头颞、耳、眼、胁肋、胆、下肢外侧、半表半里热等疾患；足太阳膀胱经主治头项、眼、躯干后侧（腰背）、下肢后侧、膀胱、表热及神志等疾患。

　　4. 足三阴经经穴主治　足三阴经经穴主治腰腹、肝、脾、肾疾患。足太阴脾经经穴主治脐腹、脾胃、肠、泌尿及生殖疾患；足厥阴肝经经穴主治胁腹、少腹、颈项、肝、生殖及泌尿疾患；足少阴肾经经穴主治腰腹、咽喉、肾、发育、生殖及泌尿疾患。

5.**任脉经穴主治** 任脉的经穴主治胸、腹疾病，少腹部穴位均有强壮作用。

6.**督脉经穴主治** 督脉经穴主治腰、背疾病，头项部穴位均有治疗神志及一切风证的作用。

五、穴位的定位方法

取穴是否准确，直接影响针灸的疗效。因此，针灸治疗，强调准确取穴。为了准确取穴，必须掌握好腧穴的定位方法，常用的腧穴定位方法有以下几种。

1.**"骨度"定位法** 是以自身体表骨节为主要标志来定全身各个部位的长度和宽度，定出分寸后再用于穴位定位的方法，又称"骨度分寸定位法"。常用的骨度分寸定位法就按照头面部、胸腹胁部、背腰部、上肢部、下肢部的顺序逐一列举如下（表2-1）。

表 2-1　骨度折量寸表

部位	起止点	折量寸	度量法	说明
头面部	前发际正中→后发际正中	12	直寸	用于确定头部腧穴的纵向距离
	眉间（印堂）→前发际正中	3	直寸	用于确定头部及颈后部腧穴的纵向距离
	眉间（印堂）→后发际正中→第7颈椎棘突下（大椎）	18	直寸	用于确定头部及颈后部腧穴的纵向距离
	两额角发际（头维）之间	9	横寸	用于确定头前部腧穴的横向距离
	耳后两乳突（完骨）之间	9	横寸	用于确定头后部腧穴的横向距离

部位	起止点	折量寸	度量法	说明
胸腹胁部	胸骨上窝（天突）→胸剑联合中点（歧骨）	9	直寸	用于确定胸部任脉腧穴的纵向距离
	胸剑联合中点（歧骨）→脐中	8	直寸	用于确定上腹部腧穴的纵向距离
	脐中→耻骨联合上缘（曲骨）	5	直寸	用于确定下腹部腧穴的纵向距离
	两肩胛骨喙突内侧缘之间	12	横寸	用于确定胸部腧穴的横向距离
	两乳头之间	8	横寸	用于确定胸腹部腧穴的横向距离
背腰部	肩胛骨内侧缘→后正中线	3	横寸	用于确定背腰部腧穴的横向距离
上肢部	腋前、后纹头→肘横纹（平尺骨鹰嘴）	9	直寸	用于确定上臂部腧穴的纵向距离
	肘横纹（平尺骨鹰嘴）→腕掌（背）侧远端横纹	12	直寸	用于确定前臂部腧穴的纵向距离
下肢部	耻骨联合上缘→髌底	18	直寸	用于确定大腿部腧穴的纵向距离
	髌底→髌尖	2	直寸	用于确定髌骨周围腧穴的纵向距离
	髌尖（膝中）→内踝尖（胫骨内侧髁下方阴陵泉→内踝尖）	15（13）	直寸	用于确定小腿内侧部腧穴的纵向距离
	股骨大转子→腘横纹（平髌尖）	19	直寸	用于确定大腿部前外侧部腧穴的纵向距离
	臀沟→腘横纹	14	直寸	用于确定大腿后部腧穴的纵向距离
	腘横纹（平髌尖）→外踝尖	16	直寸	用于确定小腿外侧部腧穴的纵向距离
	内踝尖→足底	3	直寸	用于确定足内侧部腧穴的纵向距离

骨度分寸歌

用针取穴必中的，全身骨度君宜悉，

前后发际一尺二，完骨之间九寸记，

天突下九到胸歧，歧至脐中八寸厘，

脐至横骨五等分，两乳之间八寸厘，

脊柱腧穴椎间取，腰背诸穴依此列，

横度悉依同身寸，胛边脊中三寸别，

腋肘横纹九寸设，肘腕之间尺二折。

横辅上廉一尺八，内辅内踝尺三寸，

髀下尺九到膝中，膝至外踝十六从，

外踝尖至足底下，骨度折作 3 寸通。

（1）头面部（图 2-1）

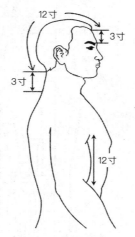

图 2-1　头部骨度分寸

①前发际正中至后发际正中 12 寸，用于确定头部经穴的纵向距离。

②眉间（印堂）至前发际正中 3 寸。

③眉间（印堂）至后发际正中第 7 颈椎棘突下 18 寸。

④前两额发角（头维）之间 9 寸，用于确定头前部经穴的横向距离。

⑤耳后两乳突（完骨）之间 9 寸，用于确定头后部经穴的横向距离。

头面部"骨度"定位法歌诀

头部量穴法细分，前后发际十二寸，

发际不明三寸加，眉心大椎各三寸。

耳后完骨九寸折，头维之间九寸接，

结喉缺盆四寸整，头部横寸最合法。

（2）胸腹胁部（图2-2）

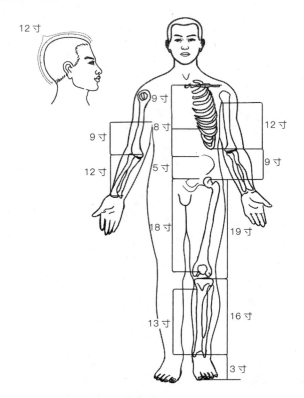

图2-2　胸腹胁部骨度寸定位

①胸骨上窝（天突）至胸剑联合中点（歧骨）9寸，用于确定胸部任脉经穴的纵向距离。

②胸剑联合中点（歧骨）至脐中8寸，用于确定上腹部经穴的纵向距离。

③脐中至耻骨联合上缘（曲骨）5寸，用于确定下腹部经穴的纵向距离。

④两乳头之间8寸，用于确定胸腹部经穴的横向距离。

⑤两肩胛骨缘突内侧缘之间12寸，用于确定胸部腧穴的横向距离。

歌　诀

胸腹取穴不一般，可用肋骨标志圈，

天突歧骨间九寸，歧骨脐中八寸安，

脐至横骨五寸整，两乳头间八寸平，

前胸前腹按部位，均勿用它来乱用，

侧胸腹部应折量，腋至季胁十二长，

季胁之下髀枢上，折为九寸正相当。

（3）背腰部

肩胛骨内缘（近脊柱侧点）至后正中线 3 寸，用于确定背腰部经穴的横向距离。

背腰部"骨度"定位法歌诀

背部量穴脊椎数，根据脊椎定穴候，

颈尾折为三十寸，中指同身横开求。

（4）上肢部

①腋前、后纹头至肘横纹（平肘尖）9 寸，用于确定上臂部经穴的纵向距离。

②肘横纹（平肘尖）至腕掌背侧横纹 12 寸，用于确定前臂部经穴的纵向距离。

上肢部"骨度"定位法歌诀

腋前横纹肘纹头，正常之人九寸留，

肘横纹至腕横纹，折为一尺二寸候。

（5）下肢部

①耻骨联合上缘至股骨内上髁上缘 18 寸，用于确定下肢内侧经穴的纵向距离。

②髌底至髌尖 2 寸，用于确定髌骨周围经穴的纵向距离。

③髌尖（膝中）→内踝尖 15 寸，用于确定小腿内侧部腧穴的纵向距离。

④股骨大转子至腘横纹 19 寸，用于确定大腿部前外侧经穴的纵向距离。

⑤臀沟至腘横纹 14 寸，用于确定大腿后部腧穴的纵向距离。

⑥腘横纹至外踝尖 16 寸，用于确定小腿外侧部经穴的纵向距离。

⑦内踝尖至足底 3 寸，用于确定足内侧部经穴的纵向距离。

下肢部"骨度"定位法歌诀

横上辅上十八寸，内辅内踝十三寸，

髀枢膝中十九寸，外膝外踝十六寸。

2."指寸"定位法　依据患者本人手指所规定的分寸来量取穴位的定位方法，又称"手指同身寸取穴法"，常用有以下 3 种。

（1）中指同身寸：以患者中指中节桡侧两端纹头（拇指、中指屈曲成环形）之间的距离作为 1 寸（图 2-3）。

（2）拇指同身寸：以患者拇指的指间关节的宽度作为 1 寸（图 2-4）。

（3）横指同身寸：令患者将示指、中指、环指和小指并拢，以中指中节横纹为标准，其四指的宽度作为 3 寸（图 2-5）。

同身寸歌

中指屈曲两纹边，作为 1 寸古今传，

四指 3 寸一夫法，四指并拢法捷便。

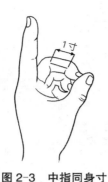

图 2-3　中指同身寸

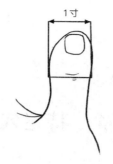

图 2-4　拇指同身寸

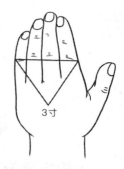

图 2-5　横指同身寸

3.体表解剖标志定位法　即以人体解剖学的各种体表标志为依据来确定穴位位置，可分为固定标志和活动标志两种。固定标志是指由骨节和肌肉所形成的突起、凹陷、五官轮廓、发际、指（趾）甲、乳头、肚脐等，如眉头为攒竹穴。活动标志是指关节、肌肉、肌腱、皮肤随活动而出现的空隙、凹陷、皱纹等。也就是说，活动标志需要采取相应的活动姿势才会出现，如耳屏与下颌关节之间微张口呈凹陷处为听宫穴；咀嚼时咬肌隆起，按之凹陷处为颊车穴等。

4.简便取穴法　简便取穴法是临床中一种简便易行的方法，如立正姿势，垂手中指指端取风市穴；两手虎口自然平直交叉，在一手示指尽端到达处为列缺穴（图 2-6），另一手拇指尽端到达处为合谷穴。此法是一种辅助取穴方法，为了定位的准确，最好还是结合体表解剖标志或"骨度"折量定位等方法取穴。

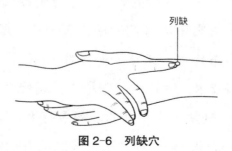

图 2-6　列缺穴

第3章　特定穴概述

一、五输穴概论

1.五输穴的概念　十二经脉在肘膝关节以下各有五个重要腧穴,为井、荥、输、经、合,并称为"五输"。五输穴是一组具有重大意义、作用大、疗效高、主治规律性强及运用范围广泛等特点的腧穴,故为历代医家所重视。五输穴按井、荥、输、经、合的顺序,以四肢末端向肘膝方向依次排列,各有具体含义,经气发于五输,如水流自源而出,有由小到大,由浅入深的特点。也就是说,"井"穴多位于手足上端,喻作水的源头,是经气流行的部位;"荥"穴多位于掌指或跖趾关节之前,喻作水流尚微,尚未成大流,是终气所出的部位;输穴多位于掌指或跖趾关节之后,喻作水流由小到大,由浅注深,是经气渐盛的部位;"经"穴多位于腕、踝关节以上,喻作水流宽大,畅通无阻,是经气正盛的部位;"合"穴位于肘、膝关节附近,喻作江河水流入湖海,是经气由此深入,进而汇合于脏腑的部位。五输穴这种经气浅深出入的特点,可以用自然界万物的生长规律来进行比喻,如将"井"穴喻为春天,东方是经气初出和萌发的部位。同时,为了在五行生克之中的方便应用,五输穴一般和五行相互配合起来,凡属于阴经井穴下皆加一木字,阳经井穴下均加一金字,并依此类推出现"阴荥火,阳荥水;阴输土,阳输木;阴经金,阳经火;阴合水,阳合土"。这种按相生规律依次排列的,制中有生、刚柔相济的关系,符合阴阳交泰和阴阳互根的道理。现将十二经脉的五输穴按井、荥、输、经、合的规律分别排列（表 3-1）。

表 3-1 十二经脉五输穴

五输穴 十二经脉	井（如水的源头）	荥（如刚出的泉水微流）	输（如水流由浅入深）	经（如水在通畅的河流经过）	合（如百川汇合入海）
手太阴肺经	少商	鱼际	太渊	经渠	尺泽
手厥阴心包经	中冲	劳宫	大陵	间使	曲泽
手少阴心经	少冲	少府	神门	灵道	少海
足太阴脾经	隐白	大都	太白	商丘	阴陵泉
足厥阴肝经	大敦	行间	太冲	中封	曲泉
足少阴肾经	涌泉	然谷	太溪	复溜	阴谷
手阳明大肠经	商阳	二间	三间	阳溪	曲池
手少阳三焦经	关冲	液门	中渚	支沟	天井
手太阳小肠经	少泽	前谷	后溪	阳谷	小海
足阳明胃经	厉兑	内庭	陷谷	解溪	足三里
足少阳胆经	足窍阴	侠溪	足临泣	阳辅	阳陵泉
足太阳膀胱经	至阴	足通谷	束骨	昆仑	委中

五输穴歌

少商鱼际与太渊，经渠尺泽肺相连，

商阳二三间合谷，阳溪曲池大肠牵。

隐白大都太白穴，商丘阴陵泉在脾，

厉兑内庭陷谷胃，冲阳解溪三里随。

少冲少府属于心，神门灵道少海寻，

少泽前谷后溪腕，阳谷小海小肠经。

涌泉然谷与太溪，复溜阴谷肾所宜，

至阴通谷束京骨，昆仑委中膀胱知。

中冲劳宫心包络，大陵间使传曲泽，

关冲液门中渚焦，阳池支沟天井索。

大敦行间太冲看，中封曲泉属于肝，

窍阴侠溪临泣胆，丘墟阳辅阳陵泉。

2.五输穴的主治作用　由于五输穴在部位的依次分布和脉气流注的深浅上体现着明显的规律，也就有共同的规律可循。在《难经·六十八难》："井主心下满，荥主身热，输主体重节疼，经主喘咳寒热，合主逆气而泄"。从而在治疗疾病的方面，有了大的准则。

（1）井穴主治肝之疾患："井主心下满"是指心窝部痞满，郁闷而言。肝属于木而主疏泄，如果疏泄不利，则肝气横逆可见"心下满"，如胸胁胀满、郁郁不乐、多疑善虑、急躁易怒、小儿惊风、乳蛾、癫狂、头痛头胀、呃逆、嗳气，这些都可以取用井穴，以疏肝理气。

（2）荥穴主治心之疾患："荥主身热"。心属火，"身热"为心火亢盛的主要病证之一。心与小肠相互表里，其他由此而引起的病证，如热伤神明，则心烦、心悸、不寐及神昏谵语、狂躁不宁等；热伤津液，则口燥舌干；热移小肠，则小便短黄；热伤面络，则吐血衄血；热毒过盛，则舌红、脉数等，均可取荥穴以清心安神，泻热凉血。

（3）输穴主治脾之疾患："输主体重节痛"。脾属土，"体重节痛"是脾失健运，水湿阻滞为患。脾与胃相表里，其他由此而产生的病证，如脘腹胀满、食欲缺乏、呕吐恶心、肢体浮肿、大便溏稀，就可以健脾和胃，运化水湿。

（4）经穴主治肺之疾患："经主喘咳寒热"。肺属金，与大肠相表里。"喘咳寒热"，为邪袭肺卫，肺失宣降所致。其他与此有关的病证，如咽干、咽喉痒、声音嘶哑、鼻塞不通、气喘少气、小溲不利、大便失调、脉浮，则可以用经穴，以宣肺解表，止咳降气。

（5）合穴主治肾之疾患："合主逆气而泄"。肾属水，与膀胱为表里。"逆气"，是指气机上逆的病证，如肾不纳气之上气喘咳等；泄指二阴病变，如遗尿、遗精、大便失调等，均属肾气虚衰，真元亏损而引起的病证。阳痿，可取用合穴以补肾育阳。因为"逆气而泄"的病证不仅与肾，而且与胃有关，所以，合穴主治肾脏疾患，也可以治疗胃的疾患。

3.五输穴补母泻子法　五输穴补母泻子法的主要内容是根据五输穴五行配属中的生克规律，按"生我"所以"我生"的关系，制定出"虚则补其母，实则泻其子"的补泻法则，在临床中广泛应用。五行生克关系如下：金生水，水生木，木生火，火生土，土生金；金克木，木克土，土克水，水克火，火克金。五输穴的生克规律有两种，一是本经病证以本经五输穴的五行属性进行补泻的方法，如肺属金，虚之证，则取本经之母，输土穴太渊补之（土为金母）；肺实之证，则取本经之子，合水穴尺泽泻之（水为金之子），余可类推。二是异经补泻法，本经病证以它经五输穴的五行属性进行补泻的方法。仍以肺之虚实为例：肺虚之证，除本经补泻外，尚可取其母经母穴，脾经之输土穴太白补之（土为金之母）；肺实之证，则泻其子经子穴，即肾经合水穴阴谷泻之（水为金之子）。余可类推。刺井以泻荥，补井当补合，这是五输穴子母补泻的又一种用法，推其原意，井穴均在四肢末端。因为井为木，荥为火，荥为井之子，故在需要用井穴行泻法时，可用荥穴代之。进一步说明："井为木，是火之母；荥为火，是木之子。故肝木实泻其荥，肝木气虑不足，补其合。泻之复不能补，古言不可以补也"。故为临床需要泻井时可泻其荥穴，需要补井时则补其合穴，五输穴结合四季五脏，古人根据"天人合一"的观点，将五输穴气血流注特点，结合四季气候变化时五脏生理功能的影响而加以运用，并以此作为分类治疗的准则。

十二经子母穴补泻歌

肺泻尺泽补太渊，大肠二间曲池间。

胃泻厉兑解溪补，脾在商丘大都边。

心先神门后少冲，小肠小海后溪连。

膀胱束骨补至阴，肾泻涌泉复溜焉。

包络大陵中冲补，三焦天井中渚痊。

胆泻阳辅补侠溪，肝泻行间补曲泉。

五输五行相配合，实泻其子大病安。

井荥输经合五穴，虚补其母顺势间。

小贴士

十二经子母穴补泻歌选自《绘图针灸易学》，由清代李学川著。本歌以十二经五输穴与五行相配合，结合本经的五行属性，根据五行相生的规律，按"虚则补其母，实则泻其子"的原则选穴配方。这是特定穴的一种应用方法，临床仍在使用，应该掌握。总之五输穴的效用非常广泛，知道了穴位的五行，就可以试着用在日常保健上，如肺经的太渊穴，是输穴，属土，肺经属金，正好是"土生金"；如脾经的商丘穴，是经穴，属金，脾经属土，也是"土生金"。这两穴合在一起来用，补肺健脾，功效显著。

二、原穴的概念

原穴是脏腑原气经过和留止的部位。十二经脉在腕、踝关节附近各有一个原穴，古名"十二原"（表3-2）。在六阳经上，原穴单独存在，排列在输穴之后，六阴经则以输代原。络脉在由经脉别出的部位各有一个腧穴，称为络穴。络脉由正经别出，网络于周身。因此，络穴具有联络表里两经的作用。

表 3-2 十二经原穴

十二经脉	肺	心	心包	肝	脾	肾	膀胱	胃	胆	小肠	三焦	大肠
原穴	太渊	神门	大陵	太冲	太白	太溪	京骨	冲阳	丘墟	腕骨	阳池	合谷

注：阴经的原穴就是五输穴中的输穴，即阴经"以输为原"

十二经原穴歌

十二经脉各有原，脏腑原气过止处，

阴经原穴以输代，阳经原穴在输外。

肺原太渊大合谷，脾经太白胃冲阳。

心原神门小腕骨，肾原太溪胱京骨，

心包大陵焦阳池，肝原太冲胆丘墟。

注：大，为大肠经；小，为小肠经；胱，为膀胱经；焦，为三焦经

三、络穴的概念

十二经的络穴皆位于四肢肘、膝关节以下，加之任脉络穴鸠尾位于腹部，督脉络穴长强位于尾骶部，脾之大络大包位于胸胁部，共十五穴，故又称"十五络穴"。

手太阴——列缺：手太阴经脉的主要络脉别行，起点处于穴名交列缺。这支络脉起于腕上分肉之间，与手太阴本经络脉并行，直入掌内，散入于鱼际的边缘。如果发生了病变，属实的可见到手腕上的尽骨茎突部与手掌发热等证；属虚的可见到张口呵欠、小便次数过多等证。治疗时可取列缺穴，穴在腕上 1.5 寸。本络脉由此处别走联络手阳明经络。

手少阴——通里：手少阴经脉的主要别行络脉，起点处穴名叫通里。在腕上 1.5 寸处别出，顺沿着手少阴本经经脉上行，入于心中，再上行而系于舌根，属于目系。如果发生了病变，属实的症状为膈间支撑不舒；属虚的症状为不能言语。治疗时可取通里穴，穴在掌后 1 寸处（小指侧，掌面），本经络由此处别走联络手太阳经络。

手厥阴——内关：手厥阴经脉的主要别行络脉，起点处穴名叫内关。在腕上 2 寸处别出，在两筋之间，顺沿着手厥阴本经经脉上行，系于心包络。如果发生病变，心系的实证为心痛；虚证为项强。治疗时可取内关穴，取内关穴时应当在腕上两筋之间取之，本络脉由此处别走联络少阳经络。

手太阳——支正：手太阳经脉的主要别行络脉，起点处穴名叫支正。在腕上 5 寸处（小指侧，手背面），内注于手少阴经络，其别出上走肘部，再上行络于肩髃穴处。如果发生病变，属实的症状为骨节弛缓，肘部不能运动为属虚的症状，在皮肤上生赘疣，小者像指头大的痂疥。治疗时可取支正穴。

手阳明——偏历：手阳明经脉的主要别行络脉，起点处穴名叫偏历。在腕上 3 寸处（大指侧，手背面），别走而入于手太阴经，其别出走入耳中，合于该部的主脉。如果发生病变，属实的症状为龋齿、耳聋；属虚的症状为牙齿发冷、膈间闭塞不畅。治疗时可取偏历穴。

手少阳——外关：手少阳经脉的主要别行络脉，起点处穴名叫外关。在腕上 2 寸处（手背面正中线），向外绕行于臂部，再上行注入胸中，与手厥阴心包经相合。如果发生了病变，属实的症状为肘关节拘挛；属虚的症状为弛缓不收。治疗时可取外关穴。

足太阳——飞扬：足太阳经脉的主要别行络脉，起点处穴名叫飞扬。在外踝上 7 寸处，别走足少阴经。如果发生了病变，属实的症状为鼻塞流涕、头背部痛；属虚的症状为鼻中衄血。治疗时可取飞扬穴。

足少阳——光明：足少阳经脉的主要别行络脉，起点处穴名叫光明。在外踝上 5 寸处，别走足厥阴经，向下络于足面。如果发生病变，属实的症状为厥冷；属虚的症状为足软无力而不能行走，坐而不能起立。治疗时可取光明穴。

足阳明——丰隆：足阳明经脉的主要别行络脉，起点处穴名叫丰隆。在外踝尖上 8 寸处，别走足太阴经。另一支别行，沿胫骨外缘上络于头项部，与该处其他各经经气相会合，向下绕络于咽喉。如果发生了病变，是气向上逆的可见喉痹，突然失音不能言语，属实的症状为神志失常的癫狂病；属虚的症状为足缓而不收，胫部肌肉枯萎。治疗时可取丰隆穴。

足太阴——公孙：足太阴经脉的主要别行络脉，起点处穴名叫公孙。在足大趾本节后（内侧）1 寸处，别走足阳明经。另一支别行的上行入腹络于肠胃。如果发生了病变，因厥气上逆时突发霍乱病证，属实的症状为肠中疼痛不移；属虚的症状为腹胀如鼓。治疗时可取公孙穴。

足少阴——大钟：足少阴经脉的主要别行络脉，起点处穴名叫大钟。在足内踝后，绕足跟而至足外踝侧，别走足太阳经。另一支别行的与足少阴本经经脉上行的相并行，走于心包络下向外贯穿腰脊。如果发生了病变，因气上逆的为心烦胀闷，属实的症状为大小便不通；属虚的症状为腰痛。治疗时可取大钟穴。

足厥阴——蠡沟：足厥阴经脉的主要别行络脉，起点处穴名叫蠡沟。在内踝上 5 寸处，别走足少阳经。另一支别行的经过胫部上至睾丸部，归结于阴茎。如果发生了病变，因气上逆的为睾丸肿大，突然疝痛，属实的症状为阴器挺大；属虚的症状为阴囊暴痒。治疗时可取蠡沟穴。

任脉——尾翳：任脉的主要别行络脉，起点处穴名叫尾翳（即鸠尾穴）。在鸠尾骨尖下部，散于腹部。如果发生了病变，属实的症状为腹部皮肤痛；属虚的症状为腹部皮肤作痒。治疗时可取鸠尾穴。

督脉——长强：督脉的主要别行络脉，起点处穴名叫长强（在尾骨端下）。挟脊上行，到项部，散于头部，再下行当在左右胛处，别走足太阳经络，深入贯穿膂内。如果发生了病变，属实的症状为脊柱强而不利俯仰；属虚的症状为头部觉重而颤摇。这种症状若是挟脊之脉发生变化而起的，在治疗时可取长强穴。

脾之大络——大包：脾脏的大络，有穴名叫大包，在渊腋穴下3寸处。这支大络布散于胸胁部。如果发生病变，属实的症状为全身都感觉疼痛；属虚的症状为周身骨节都松弛而无力。治疗时可取大包穴。

十五络穴歌

列缺偏历肺大肠，通里支正心小乡，

心包内关三焦外，公孙丰隆脾胃详，

胆络光明肝蠡沟，大钟肾络膀飞扬，

脾有大络名大包，任络鸠尾督长强。

四、郄穴的概念

"郄"有空隙之意，郄穴是各经经气深集的部位。十二经脉及阴阳跷、阴阳维脉各有一个郄穴，共16郄穴（表3-3）。多分布于四肢肘、膝关节以下。郄穴大多用于治疗本经循行部位及所属脏腑的急性病证。归纳起来，阴经郄穴多治血证，阳经郄穴多治急性疼痛，如咯血时，临床多选用孔最（肺经郄穴），胃痛时多选用梁丘（胃经郄穴）。临床应用时，郄穴不仅用于治疗而且可以诊断疾病。当某脏腑有病变时，可按压郄穴进行检查，协助诊断。

表 3-3　十六郄穴

经脉	郄穴	经脉	郄穴
手太阴肺经	孔最	足厥阴肝经	中都
手少阴心经	阴郄	足阳明胃经	梁丘
手阳明大肠经	温溜	足少阳胆经	外丘
手太阳小肠经	养老	阳跷脉	跗阳
手少阳三焦经	会宗	阴跷脉	交信
足太阴脾经	地机	阳维脉	阳交
足少阴肾经	水泉	阴维脉	筑宾

十六郄穴歌

郄义即孔隙，本属气血集，

肺向孔最取，大肠温溜别，

胃经是梁丘，脾属地机穴，

心则取阴郄，小肠养老列，

膀胱金门守，肾向水泉施，

心包郄门刺，三焦会宗持，

胆郄在外丘，肝经中都是。

阳跷跗阳走，阴跷交信期，

阳维阳交穴，阴维筑宾知。

五、下合穴的概念

下合穴又称六腑下合穴，是六腑经脉合于下肢三阳经的六个腧穴（表 3-4）。下合穴主治六腑疾患卓有奇效，主要分布于下肢膝关节附近。《灵枢·邪气脏腑病形篇》说："荥输治外，经合治内腑。"

表3-4 六腑下合穴

腑名	大肠	小肠	三焦	胃	胆	膀胱
穴名	上巨虚	下巨虚	委阳	足三里	阳陵泉	委中

六腑下合穴歌

胃经下合三里乡，上下巨虚大小肠，

膀胱当合委中穴，三焦下合属委阳，

胆经之合阳陵泉，腑病用之效必彰。

六、背俞穴的概念

俞穴位于背腰部，故又称"背俞穴"。背俞穴全部分布于背部足太阳膀胱经第1侧线，即后正中线旁开1.5寸，其上下排列与脏腑位置的高低基本一致。背俞穴主要依据接近某脏腑的部位来命名，如肺俞、心俞等（表3-5）。

表3-5 十二背俞穴

脏腑	肺	心包	心	肝	脾	肾	胆	胃	三焦	大肠	小肠	膀胱
俞穴	肺俞	厥阴俞	心俞	肝俞	脾俞	肾俞	胆俞	胃俞	三焦俞	大肠俞	小肠俞	膀胱俞

十二背俞穴歌

胸三肺俞四厥阴，心五肝九胆十临，

十一脾俞十二胃，腰一三焦腰二肾。

七、募穴的概念

募穴是脏腑经气汇聚于胸腹部的腧穴。它们均分布于躯干部，与脏腑有密切关系（表3-6）。

表 3-6　募穴

脏腑	肺	心包	心	肝	脾	肾	胆	胃	三焦	大肠	小肠	膀胱
募穴	中府	膻中	巨阙	期门	章门	京门	日月	中脘	石门	天枢	关元	中极

十二募穴歌

肺募中府心巨阙，肝募期门脾章门，

肾募京门胃中脘，胆募日月焦石门，

小肠关元大天枢，膀胱中极膻中络。

八、八会穴的概念

八会穴是指脏、腑、气、血、筋、脉、骨、髓等精气所会聚的腧穴（表 3-7），能治疗其病变。《难经·四十五难》说："热病在内者，取其会之气穴也。"说明八会穴还能治疗某些热病。

表 3-7　八会穴

会处	脏	腑	气	血	筋	脉	骨	髓
会穴	章门	中脘	膻中	膈俞	阳陵泉	太渊	大杼	悬钟

（1）脏会章门：又为脾募。脾、胃合为后天之本，气血生化之源。故章门可治疗各种脏病，其中以脾、肝疾病为主。

（2）腑会中脘：又为胃募。胃为水谷之海，后天之本。故中脘为主治胃、大肠、小肠病证之主穴。

（3）气会膻中：又为心包募。主治气机紊乱之证。

（4）血会膈俞：本穴是治疗血病之主穴。具有活血和血、止血理血之功。

（5）筋会阳陵泉：又为合穴。故主治下肢痿痹、麻木、屈伸不利、胁痛、口苦等证。有舒筋活络、清肝利胆、利关节止痛之功。

（6）脉会太渊：又为肺经原穴，肺朝百脉、主治节，故太渊可治疗脉管疾患。具有理气、活血通脉之功，多用于治疗心肺疾患。

（7）骨会大杼：具有强健筋骨之功，可治一切骨病。

（8）髓会绝骨（悬钟）：脑为髓海，故悬钟是治疗脑病之要穴。

八会穴歌

腑会中脘脏章门，髓会悬钟筋阳陵，

血会膈俞骨大杼，脉太渊气膻中存。

九、八脉交会穴的概念

八脉交会穴是指奇经八脉与十二正经脉气相通的 8 个腧穴。故此八穴既能治奇经病，又能治正经病。八脉交会穴在临床应用上十分广泛，临床上应用时常将八穴分为四对，上下配穴以治疗疾病，即内关、公孙，后溪、申脉，外关、足临泣，列缺、照海。根据八穴阴阳八卦属性相配。内关与公孙相配以治疗胃、心胸病变为主；后溪与申脉相配以治疗目内眦、颈项及耳、肩等处疾患；外关与足临泣相配以治疗目外眦、颊、颈、耳后、肩的病变；列缺与照海相配主治肺系、咽喉、胸膈的疾病（表 3-8）。

表 3-8　八脉交会穴

八脉	本经	八穴	会合部位及主治
冲脉	足太阴	公孙	胃、心、胸
阴维	手厥阴	内关	
督脉	手太阳	后溪	目内眦、项、耳、肩胛
阳跷	足太阳	申脉	
带脉	足少阳	足临泣	目外眦、颊、颈、耳后、肩
阳维	手少阳	外关	
任脉	手太阴	列缺	胸、肺、膈、喉
阴跷	足少阴	照海	

八脉交会八穴歌

公孙冲脉胃心胸，内关阴维下总同，

临泣胆经连带脉，阳维锐眦外关逢，

后溪督脉内眦颈，申脉阳跷络亦通，

列缺任脉行肺系，阴跷照海膈喉咙。

十、交会穴的概念

交会穴出自《针灸甲乙经》，两条或两条以上的经脉在循行过程中相互交叉会合，在会合部位的腧穴称交会穴，多分布于躯干部。一般阳经与阳经相交，阴经与阴经相交。经脉之间的交叉会合，可使脉气互通，故交会穴的治疗作用较广，为临床所常选用，如三阴交为脾、肝、肾三经所交，能治疗脾经、肝经和肾经的病证。

小贴士

皇甫谧，字士安，小时名静，晚年自称玄晏先生。西晋安定朝那（今甘肃灵台人县朝那镇）人，著名医家，其著作《针灸甲乙经》是我国第一部针灸学的专著，在针灸学史上，占有很高的学术地位。皇甫谧幼年时父母双亡，便过继给了叔父，由叔父叔母抚养成人。他在幼时十分贪玩，到了 20 岁仍不喜欢读书，甚至有人认为他天生痴傻，叔母为他十分担心。一天，他摘回了许多野生瓜果给叔母吃，叔母对他说："如果你不好好学习，没有半点本事，就算是用上好的酒肉来孝敬我们，也是不孝的。今年你已经 20 岁了，不读书，不上进，我们心里就得不到安慰。我们只希望你有上好的才学，可你总是不能明白长辈的心意。提高修养，学习知识都是对你自己有

益的事，难道还能对我们有什么好处吗？"皇甫谧听了这番话，心中十分不安，顿悟自己原来已经虚度了 20 年的光阴，实在羞愧难当，便立志努力学习，不敢再有丝毫懈怠。他虽然家境贫寒，但即使是在家中种地时，他也不忘背着书，抽空阅读。自此之后，他对百家之说尽数阅览，学识渊博而沉静少欲，并著有《孔乐》《圣真》等书，在文学方面有很高的成就。

40 岁时，他患了行痹，十分痛苦，在学习上却仍是不敢怠慢。有人不解他为何对学习如此沉迷，他说："朝闻道，夕死可也。"意思是说如果早上明白了一个道理，就算晚上便死去，也是值得的。皇帝敬他品格高尚、学识丰富，便请他做官，他不但回绝了，竟然还向皇上借了一车的书来读，也算得上是一桩奇事了。他抱病期间，自读了大量的医书，尤其对针灸学十分有兴趣。但是随着研究的深入，他发现以前的针灸书籍深奥难懂而又错误百出，十分不便于学习和阅读。于是他通过自身的体会，摸清了人身的脉络与穴位，并结合《灵枢》《素问》和《明堂孔穴针灸治要》等书，悉心钻研，著述了我国第一部针灸学的著作——《针灸甲乙经》。

第4章　经络腧穴各论

一、手太阴肺经

手太阴肺经循行（4-1）：手太阴肺经从胸走手，主要循行在上肢内侧的前缘。肺经上的腧穴主要分布于肺经循行所经过的胸部、上肢内侧前缘、鱼际及手部。

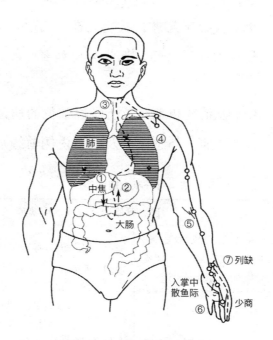

图4-1　手太阴肺经循行

手太阴肺经循行歌

手太阴肺中焦起，下络大肠胃口行，

遂入寸口上鱼际，大指内侧爪甲根，

上膈属肺从肺系，横出腋下臑内萦，

支络还从腕后出，接次指交阳明经，

前于心与心包脉，下肘循臂骨上廉。

位于手太阴肺经上的腧穴。从中府至少商共 11 穴，其中，胸部 2 穴（中府、云门），上臂部 2 穴（天府、侠白），前臂部 5 穴（尺泽、孔最、列缺、经渠、太渊），手部 2 穴（鱼际、少商）。

手太阴肺经经穴歌

手太阴肺十一穴，中府云门天府列。

次则侠白下尺泽，又次孔最与列缺。

经渠太渊下鱼际，抵指少商如韭叶。

手太阴肺经主治呼吸系统和本经脉所经过部位的病证，如咳嗽、喘息、咳血、胸闷胸痛、咽喉肿痛、外感风寒及上肢内侧前缘痛等（表 4-1）。

表 4-1　手太阴肺经

主要器官与组织	肺、呼吸道、皮肤、甲状腺		
器官与组织功能（中医）	主一身之气；主呼吸之气，司呼吸；主宣发，外合皮毛；主肃降，通调水道	器官与组织功能（西医）	呼吸、代谢、循环、内分泌（主要指甲状腺）
穴进时出现的主要病证（中医）	体热，汗出，气喘，咳嗽痰涎多，胸痛，背肩痛，掌部痛	穴进时出现的主要疾病（西医）	急性呼吸道炎症（包括急性鼻炎、上颌窦炎、咽炎、扁桃体炎、喉炎），急性支气管炎，支气管哮喘，肺炎，甲状腺功能亢进症，急性荨麻疹，过敏性皮炎，过敏性紫癜等

续表

主要器官与组织	肺、呼吸道、皮肤、甲状腺		
衰弱时出现的主要病证（中医）	寒战、汗出，咽喉干燥，锁骨、胸部痛，咳嗽，嘶哑，四肢末端麻木或发冷，皮肤异常，不寐，面色改变	衰弱时出现的主要疾病（西医）	慢性呼吸道炎症（包括慢性鼻炎、上颌窦炎、咽炎、扁桃体炎、喉炎），慢性支气管炎，肺气肿，肺源性心脏病，肺癌，甲状腺功能减退症，慢性荨麻疹，各种慢性皮肤病

手太阴肺经主病歌

手太阴肺主肺病，咳嗽气喘与胸痛，

鼻炎咽炎扁桃体，经脉所过肩背疼。

手太阴肺经取穴时主要应掌握的定位标志有：胸骨角、锁骨、第1肋间隙、腋前皱襞、肱二头肌、肱二头肌肌腱、桡骨茎突、腕横纹、桡动脉、第1掌骨、赤白肉际、指甲角等。

1. 中府 Zhōngfǔ

歌 诀

中府在胸外上边，云门正下一寸间，

胸痛背痛肩背痛，咳嗽气喘肺胀满。

中府

【穴位定位】 胸外侧部，云门下1寸,平第1肋间隙处,距前正中线6寸。

【穴位解剖】当胸大肌、胸小肌处，内侧深层为第1肋间内、外肌；上外侧有腋动、静脉及胸肩峰动、静脉；分布有锁骨上神经中间支、胸前神经分支及第1肋间神经外侧皮支。

【临床主治】咳嗽，气喘，肺胀满，胸痛，肩背痛。

【临床经验】配尺泽治疗咳嗽；配肩髎治疗肩痛。

【针刺艾灸】向外斜刺或平刺 0.5～0.8 寸，不可向内深刺，以免伤及肺。

【穴位属性】肺的募穴，手、足太阴经交会穴。

2. 云门 Yúnmén（图 4-2）

歌　诀

云门中府上面，锁下胸外凹陷，

咳嗽气喘胸闷，疼痛胸背与肩。

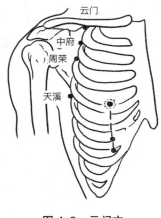

图 4-2　云门穴

【穴位定位】胸外侧部，肩胛骨喙突上方，锁骨下窝凹陷处，距前正中线 6 寸。

【穴位解剖】有胸大肌，皮下有头静脉通过，深部有胸肩峰动脉分支；分布有胸前神经的分支臂丛外侧束、锁骨上神经中后支。

【临床主治】咳嗽，气喘，胸痛，肩背痛，胸中烦痛。

【临床经验】云门配中府、隐白、期门、肺俞、魂门、大陵穴主治胸中痛。

【针刺艾灸】向外斜刺 0.5～0.8 寸，可艾灸。

3. 天府 Tiānfǔ（图 4-3）

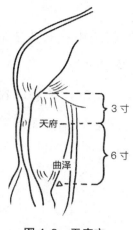

图 4-3 天府穴

歌 诀

天府尺泽上六寸，肱二头肌桡侧缘，

主治气喘与鼻衄，瘿气肩痛肩周炎。

【穴位定位】臂内侧面，肱二头肌桡侧缘，腋前纹头下 3 寸处。

【穴位解剖】肱二头肌外侧沟中；有头静脉及肱动、静脉分支；分布着臂外侧皮神经及肌皮神经。

【临床主治】气喘，鼻衄，瘿气，臂痛。

【临床经验】配曲池治疗臂痛。

【针刺艾灸】直刺 0.5～1 寸。

4. 侠白 Xiábái

歌 诀

肘横纹上五寸，肱二头肌桡侧，

干呕咳嗽气短，胃痛臂痛胸满。

【穴位定位】臂内侧面，肱二头肌桡侧缘，腋前纹头下 4 寸，或肘横纹上 5 寸处。

【穴位解剖】肱二头肌外侧沟中；有头静脉及桡动、静脉分支；分布有臂外侧皮神经，当肌皮神经经过处。

【临床主治】咳嗽，气喘，干呕，烦满，胃痛，臑痛。

【临床经验】配曲池、肩髎治疗肩臂痛。

【针刺艾灸】直刺 0.5～1 寸。

5. 尺泽 Chǐzé（图 4-4）

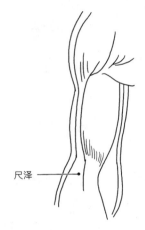

图 4-4　尺泽穴

歌　诀

肘窝横纹尺泽，肱二头肌桡侧，

咳嗽气喘咳血，胸满咽喉肿痛。

【穴位定位】肘横纹中，肱二头肌腱桡侧凹陷处。

【穴位解剖】在肘关节，当肘二头肌腱之外方，肱桡肌起始部；有桡侧副动、静脉分支及头静脉；分布有前臂外侧皮神经，直下为桡神经。

【临床主治】咳嗽，气喘，咳血，潮热，胸部胀满，咽喉肿痛，小儿惊风，吐泻，肘臂挛痛。

【临床经验】配太渊、经渠治疗咳嗽、气喘；配孔最治疗咳血、潮热；配曲池治疗肘臂挛痛。

【针刺艾灸】直刺 0.8～1.2 寸，或点刺出血。

【穴位属性】手太阴经所入为"合"。

6. 孔最 Kǒngzuì

歌 诀

孔最腕上七寸，前臂掌侧中间，

咳嗽哮喘咯血，头痛胸痛臂腕。

【穴位定位】前臂掌面桡侧，当尺泽与太渊连线上，腕横纹上 7 寸处。

【穴位解剖】有肱桡肌，在旋前圆肌上端之外缘，桡侧腕长、短伸肌的内缘；有头静脉及桡动、静脉；分布有前臂外侧皮神经、桡神经浅支。

【临床主治】咳嗽，气喘，咯血，咽喉肿痛，肘臂挛病，痔疾。

【临床经验】配肺俞、尺泽治疗咳嗽，气喘；配鱼际治疗咳血。

【针刺艾灸】直刺 0.5～1 寸。

【穴位属性】手太阴经郄穴。

7. 列缺 Lièquē（图 4-5）

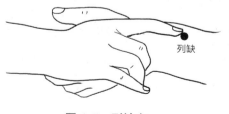

图 4-5 列缺穴

歌　诀

列缺腕侧上，手指头交叉，

主疗偏风患，半身时常麻，

腕痛与项强，齿痛不开牙，

若能辨补泻，诸病恰如拿。

【穴位定位】前臂桡侧缘，桡骨茎突上方，腕横纹上 1.5 寸，当肱桡肌与拇长展肌腱之间。

【简便取穴】两手虎口自然平直交叉，一手示指按在另一手桡骨茎突上，指尖下凹陷中是穴。

【穴位解剖】在肱桡肌腱与拇长展肌腱之间，桡侧腕长伸肌腱内侧；有头静脉及桡动、静脉分支；分布有前臂外侧皮神经和桡神经浅支的混合支。

【临床主治】伤风，头痛，项强，咳嗽，气喘，咽喉肿痛，口眼㖞斜，齿痛。

【临床经验】配合谷治疗伤风头痛项强；配肺俞治疗咳嗽、气喘。

【针刺艾灸】向上斜刺 0.3 ～ 0.5 寸。

【穴位属性】手太阴经络穴；八脉交会穴之一，通于任脉。

临床治疗经验

刘某，女，40 岁，2006 年 8 月 13 日初诊。主诉颈项部反复疼痛 2 年余，某医院颈椎片显示第 5 ～ 7 颈椎骨质增生，诊断为颈椎病。给予中药内服、行推拿理疗综合治疗效果欠佳，来我科就诊。查体：第 5、第 6 颈椎旁右 1 横指处压痛明显，颈项肌肉有粘连感，头部转动受限。给予针刺右侧列缺穴，常规消毒后，用 1.5 寸毫针向肘关节方向斜刺 0.5 ～ 1 寸，得气后行雀啄手法，以针感向颈肩部放射为最佳。行针过程中嘱患者活动头项部，留针 15 分钟，每日 1 次，针后患者有颈项轻松舒适感。共治疗 5 次，诸症消失。

8. 经渠 Jīngqú

歌　诀

腕上一寸经渠，动脉桡侧摸取，

咳嗽气喘胸痛，腕痛胃痛喉痹。

【穴位定位】前臂掌面桡侧，桡骨茎突与桡动脉之间凹陷处，腕横纹上 1 寸。

【穴位解剖】桡侧腕屈肌腱的外侧，有旋前方肌；当桡动、静脉外侧处；分布有前臂外侧皮神经和桡神经浅支混合支。

【临床主治】咳嗽，气喘，胸痛，咽喉肿痛，手腕痛。

【临床经验】配肺俞、尺泽治疗咳嗽。

【针刺艾灸】避开桡动脉，直刺 0.3 ～ 0.5 寸。

9. 太渊 Tàiyuān

歌　诀

腕横纹上太渊，动脉肌腱之间，

手腕酸痛喉痛，咳嗽咯血气喘。

【穴位定位】腕掌侧横纹桡侧，桡动脉搏动处。

【穴位解剖】桡侧腕屈肌腱的外侧，拇展长肌腱内侧；有桡动、静脉；分布有前臂外侧皮神经和桡神经浅支混合支。

【临床主治】咳嗽，气喘，咳血，胸痛，咽喉肿痛，腕臂痛，无脉症。

【临床经验】配尺泽、鱼际、肺俞治咳嗽、咳血、胸痛；配人迎治疗无脉证。

【针刺艾灸】避开桡动脉，直刺 0.3～0.5 寸。

【穴位属性】手太阴经所注为"输"，肺经原穴，脉会太渊。

10. 鱼际 Yújì（图 4-6）

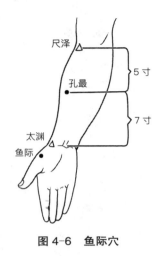

图 4-6　鱼际穴

歌　诀

鱼际位于肉际边，掌骨掌侧之中间，

发热咳嗽与哮喘，咽喉肿痛腱鞘炎。

【穴位定位】手拇指本节（第 1 掌指关节）后凹陷处，约当第 1 掌骨中点桡侧，赤白肉际处。

【穴位解剖】有拇短展肌和拇对掌肌；有血管当拇指静脉回流支；分布有前臂外侧皮神经和桡神经浅支混合支。

【临床主治】咳嗽，咳血，咽喉肿痛，失音，发热，腱鞘炎。

【临床经验】配孔最、尺泽治咳嗽、咳血；配少商治疗咽喉肿痛。

【针刺艾灸】直刺 0.5～0.8 寸。

【穴位属性】手太阴经所溜为"荥"。

11. 少商 Shàoshāng

歌　诀

拇指桡侧取少商，指甲内角韭叶旁，

咽喉肿痛兼咳嗽，昏迷鼻衄与癫狂。

【穴位定位】手拇指末节桡侧，距指甲角 0.1 寸。

【穴位解剖】有指掌固有动、静脉所形成的动、静脉网；分布有前臂外侧皮神经和桡神经浅支混合支，以及正中神经的掌侧固有神经的末梢神经网。

【临床主治】咽喉肿痛，咳嗽，鼻衄，发热，昏迷，癫狂。

【临床经验】三棱针点刺出血，配合谷治疗咽喉肿痛；配中冲治疗昏迷、发热。

【针刺艾灸】浅刺 0.1 寸，或点刺出血。

【穴位属性】手太阴经所出为"井"。

二、手阳明大肠经穴位

手阳明大肠经循行（图 4-7）：手阳明大肠经从手走头，主要循行在上肢外侧前缘。大肠经上的腧穴主要分布于大肠经循行所过的手部、上肢外侧前缘、肩前、颈部及面部。

手阳明大肠经循行歌

手阳明经属大肠，示指内侧起商阳，

循指上廉入合谷，两骨两筋中间行，

循臂入肘上臑外，肩髃前廉柱骨旁，

支从缺盆上入颈，斜贯两颊下齿当，

会此下入缺盆内，络肺下膈属大肠，

挟口人中交左右，上挟鼻孔尽迎香。

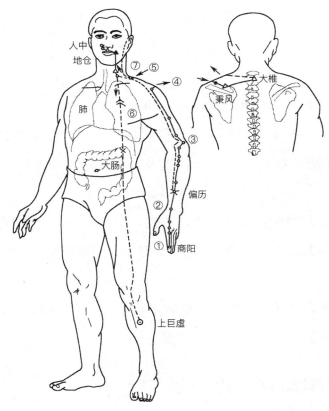

图 4-7　手阳明大肠经循行

　　手阳明大肠经取穴时主要应掌握的定位标志有：指甲角、第 2 掌指关节、第 2 掌骨、拇长伸肌腱与拇短伸肌腱、腕背横纹、肘横纹、三角肌、肩峰、肱骨大结节、锁骨、肩胛冈、喉结、胸锁乳突肌（胸骨头、锁骨头）、鼻翼、鼻唇沟等。

　　位于手阳明大肠经上的腧穴，从商阳至迎香共 20 穴，其中，手部5 穴（商阳、二间、三间、合谷、阳溪），前臂部 6 穴（偏历、温溜、下廉、上廉、手三里、曲池），上臂部 3 穴（肘髎、手五里、臂臑），肩颈部 4 穴（肩髃、巨骨、天鼎、扶突），面部 2 穴（口禾髎、迎香）。

手阳明大肠经经穴歌

二十大肠起商阳，二间三间合谷藏，

阳溪偏历温溜济，下廉上廉三里长，

曲池肘髎五里近，臂臑肩髃巨骨当，

天鼎扶突禾髎接，鼻旁五分号迎香。

　　手阳明大肠经主治眼、耳、口、牙、鼻、咽喉等器官病证，以及胃肠等腹部疾病、热病和本经脉所经过部位的病证，如头痛、牙痛、咽喉肿痛，各种鼻病，泄泻，便秘，痢疾，腹痛，上肢屈侧外缘疼痛等（表 4-2）。

表 4-2　手阳明大肠经

主要器官与组织	呼吸道（含鼻、咽喉、口腔）、牙齿、皮肤、结肠、直肠		
器官与组织功能（中医）	吸收水分，传导、排泄糟粕	器官与组织功能（西医）	吸收水分及排泄功能
亢进时出现的主要病证（中医）	便秘，腹胀痛，头痛，肩与前臂痛，指痛，体热，口干，在热的情况下加重	亢进时出现的主要疾病（西医）	急性上呼吸道感染（感冒、急性鼻炎、咽喉炎），皮肤感染，急性结肠炎，急性过敏性结肠炎，急性溃疡性结肠炎
衰弱时出现的主要病证（中医）	腹泻，腹痛，肠功能减弱，晕眩，上肢无力，身体冰冷，皮肤异常（出疹、瘙痒、咽喉炎）轻微咳嗽，在热的情况下好转	衰弱时出现的主要疾病（西医）	慢性上呼吸道感染，慢性皮肤病，慢性结肠炎，慢性直肠炎，慢性过敏性结肠炎，慢性溃疡性结肠炎，结肠癌，直肠癌

手阳明大肠经主病歌

阳明大肠主头面，三叉①头痛与面瘫，

眼病鼻病牙齿痛，咽喉炎症甲状腺②

循经部位寒热痛，累及示指与臂肩。

注：①指三叉神经痛；②指甲状腺肿

1. 商阳 Shāngyáng（图 4-8）

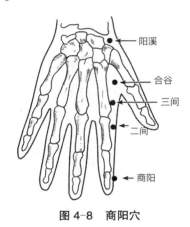

商阳

图 4-8　商阳穴

歌　诀

商阳示指桡侧端，指甲向后韭叶宽，

耳聋齿痛及利咽，热病青盲咽喉炎。

【穴位定位】手示指末节桡侧，距指甲角 0.1 寸。

【穴位解剖】有指及掌背动、静脉网；布有来自正中神经的指掌侧固有神经及桡神经的指背侧神经。

【临床主治】耳聋，齿痛，咽喉肿痛，青盲，手指麻木，热病，昏迷。

【临床经验】配少商点刺出血治疗热病、昏迷。

【针刺艾灸】浅刺 0.1 寸，或点刺出血。

【穴位属性】手阳明经所出为"井"。

2. 二间 Èrjiān（图 4-9）

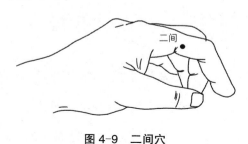

图 4-9 二间穴

歌 诀

示指桡侧取二间，掌指关节前下陷，

目昏鼻衄及齿痛，热病喉痛与面瘫。

【穴位定位】微握拳，当手示指本节（第 2 掌指关节）前桡侧凹陷中。

【穴位解剖】有指屈浅、深肌腱；有来自桡动脉的指背及掌侧动、静脉；分布有桡神经的指背侧固有神经及正中神经的指掌侧固有神经。

【临床主治】目昏，鼻衄，齿痛，口㖞，咽喉肿痛，热病。

【临床经验】配合谷治疗齿痛。

【针刺艾灸】直刺 0.2 ～ 0.3 寸。

【穴位属性】手阳明经所溜为"荥"。

3. 三间 Sānjiān（图 4-10）

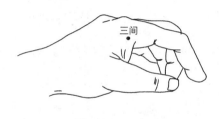

图 4-10 三间穴

歌　诀

示指桡侧三间，关节桡侧凹陷，

目痛牙痛喉痛，手痛肩痛气喘。

【穴位定位】微握拳，在手示指本节（第 2 掌指关节）后，桡侧凹陷处。

【穴位解剖】有第 1 骨间背侧肌，深层为拇内收肌横头；有手背静脉网（头静脉起始部），指掌侧有固有动脉；分布有桡神经浅支。

【临床主治】咽喉肿痛，牙痛，腹胀，眼痛，肠泻，洞泄，手痛，肩痛，气喘。

【临床经验】目中漠漠，即寻攒竹、三间。

【针刺艾灸】直刺 0.3 ～ 0.5 寸。

【穴位属性】手阳明经所注为"输"

4. 合谷 Hégǔ（图 4-11）

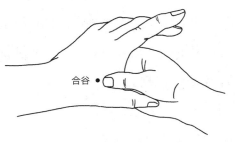

合谷

图 4-11　合谷穴

歌　诀

合谷名虎口，两指歧骨间。

头痛并面肿，疟疾病诸般，

热病汗不出，目视暗漫漫，

齿龋鼻鼽衄，喉禁不能言。

牙关若紧闭，针刺便获安。

【穴位定位】手背第 1、2 掌骨间，当第 2 掌骨桡侧的中点处。

【简便取穴】以一手的拇指指骨关节横纹，放在另一手拇、示指之间的指蹼缘上，当拇指尖下是穴。

【穴位解剖】在第 1、2 掌骨之间，第 1 骨间背侧肌中，深层有拇收肌横头；有手背静脉网，为头静脉的起始部，腧穴近侧正当桡动脉从手背穿向手掌之处；分布有桡神经浅支的掌背侧神经，深部有正中神经的指掌侧固有神经。

【临床主治】头痛，目赤肿痛，鼻衄，齿痛，牙关紧闭，口眼㖞斜，耳聋，痄腮，咽喉肿痛，热病无汗，多汗，腹痛，便秘，经闭，滞产。

【临床经验】配太阳治疗头痛；配太冲治疗目赤肿痛；配迎香治疗鼻疾；配少商治疗咽喉肿痛；配三阴交治经闭、滞产；配地仓、颊车治口眼㖞斜。

【针刺艾灸】直刺 0.5 ～ 1 寸。

【穴位属性】①手阳明经所过为"原"。②《扁鹊针灸神应经》：孕妇不宜针。

临床治疗经验

（1）合谷穴封闭治疗哮喘：选定双侧合谷穴位后局部常规消毒，用 2ml 一次性注射针筒及 6 号注射针头，抽取 2ml 生理盐水，从穴位体表垂直进针，每穴各注射 1ml。每日 1 次，7 天为 1 个疗程，临床治疗以 2 个疗程为宜。

按：合谷属手阳明大肠经的原穴。肺与大肠相表里，阳明气通，肺气肃降，则喘咳即除。故合谷穴穴位注射可祛除针刺留针之不便，避免晕针现象，且药物注射有慢性刺激穴位经气的作用，操作简便易行。

（2）指针合谷穴治疗腹痛：令患者屈肘，手掌侧立，两掌心相对，手指自然放松呈微屈状态。医者右手掌位于患者左手背外侧，右手掌位于患者左手背外侧，拇指均放在合谷穴处，然后双手拇指同时有节律地往下外侧按压，以患者产生强烈酸胀痛感为度。

（3）按摩合谷穴可治疗呃逆：医者中指、环指、小指环握患者示指，稍加牵引，使患者示指伸直，拇指相应握在患者第2掌指关节处掌侧正中（或背侧正中），医者示指稍屈，自然搭在患者合谷穴上，向患者第2掌骨方向按摩合谷穴。依患者得气感调整按压点和力度。

按：呃逆即我们俗称之打嗝。呃逆是由于膈肌不自主地间歇性收缩，使空气突然被吸入呼吸道而引起，并伴声带闭合，而产生嗝声。合谷属手阳明经大肠经穴，与足阳明胃经相连，从经络传导上关系密切。且合谷穴较敏感，能够刺激中枢神经系统，对机体起调节作用，有利于解除膈肌痉挛。

5. 阳溪 Yángxī（图 4-12）

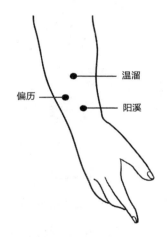

图 4-12　阳溪穴

歌　诀

阳溪腕背桡侧，拇指上翘凹陷，

头痛目赤耳聋，咽喉肿痛腕痛。

【穴位定位】腕背横纹桡侧，手拇指向上翘时，当拇短伸肌腱与拇长伸肌腱之间的凹陷中。

【穴位解剖】当拇短、长伸肌腱之间；有头静脉、桡动脉的腕背支；分布有桡神经浅支。

【临床主治】头痛，目赤肿痛，耳聋，耳鸣，齿痛，咽喉肿痛，手腕痛。

【临床经验】配合谷治疗头痛。

【针刺艾灸】直刺 0.5～0.8 寸。

【穴位属性】手阳明经所行为"经"。

6. 偏历 Piānlì（图 4-13）

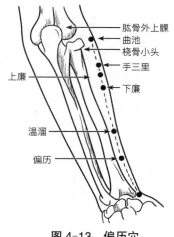

图 4-13　偏历穴

歌　诀

阳溪上三偏历，腕肘肩及前臂。

目痛牙痛喉痛，水肿手臂酸痛。

【穴位定位】屈肘，在前臂背面桡侧，当阳溪与曲池连线上，腕横纹上 3 寸处。

【穴位解剖】在桡骨远端，桡侧腕伸肌腱与拇长展肌腱之间；有头静脉，掌侧为前臂外侧皮神经和桡神经浅支，背侧为前臂背侧皮神经和前臂骨间背侧神经。

【临床主治】目赤，耳鸣，鼻衄，喉痛，手臂酸痛，水肿。

【临床经验】配曲池治疗手臂痛。

【针刺艾灸】直刺或斜刺 0.5 ～ 0.8 寸。

【穴位属性】手阳明经络穴。

7. 温溜 Wēnliū（图 4-14）

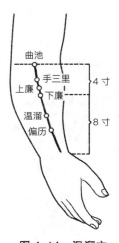

图 4-14　温溜穴

歌　诀

偏历上五温溜穴，头痛面肿口眼斜，

口舌生疮腮腺炎，肩臂酸痛与腹泻。

【穴位定位】屈肘，在前臂背面桡侧，当阳溪与曲池连线上，腕横纹上 5 寸处。

【穴位解剖】在桡侧腕伸肌肌腹与拇长展肌之间；有桡动脉分支及头静脉；分布有前臂背侧皮神经与桡神经深支。

【临床主治】口舌生疮，腮腺炎，头痛，面肿，咽喉肿痛，疔疮，肩背酸痛，肠鸣腹痛。

【临床经验】配合谷治疗头痛。

【针刺艾灸】直刺 0.5 ～ 1 寸。

【穴位属性】手阳明经郄穴。

8. 下廉 Xiàlián

歌　诀

曲池下四取下廉，头痛目痛或晕眩，

腹痛乳痈结核喘，肘臂疼痛上肢瘫。

【穴位定位】前臂背面桡侧，当阳溪与曲池连线上，肘横纹下 4 寸处。

【穴位解剖】在桡骨的桡侧，桡侧有腕伸短肌及腕伸长肌，深层有旋后肌；有桡动脉分支；分布有前臂背侧皮神经及桡神经深支。

【临床主治】头痛，眩晕，目痛，肘臂痛，腹胀，腹痛，上肢瘫，乳痈。

【临床经验】配足三里治疗腹胀、腹痛。

【针刺艾灸】直刺 0.5 ～ 1 寸。

9. 上廉 Shànglián

歌　诀

上下相距一寸，曲池下三上廉，

肩痛肠鸣腹痛，手臂麻木头痛。

【穴位定位】前臂背面桡侧，当阳溪与曲池连线上，肘横纹下 3 寸处。

【穴位解剖】在桡侧腕伸肌肌腹与拇长展肌之间；有桡动脉分支及头静脉；分布有前臂背侧皮神经与桡神经深支。

【临床主治】头痛，肩痛，半身不遂，手臂麻木，肠鸣腹痛。

【临床经验】配曲池治疗手臂麻木。

【针刺艾灸】直刺 0.5 ～ 1 寸。

10. 手三里 Shǒusānlǐ

歌　诀

曲池下二手三里，肘腕连线上六一，

齿痛颊肿胃肠道，上肢不遂或麻痹，

多神经炎与发热，荨麻湿疹起于皮。

【穴位定位】前臂背面桡侧，当阳溪与曲池连线上，肘横纹下 2 寸处。

【穴位解剖】肌肉、神经同下廉穴，血管为桡返动、静脉的分支。

【临床主治】齿痛颊肿，上肢不遂，腹痛，腹泻，神经炎，发热。

【临床经验】配曲池治疗上肢不遂。

【针刺艾灸】直刺 0.8 ～ 1.2 寸。

11. 曲池 Qūchí（图 4-15）

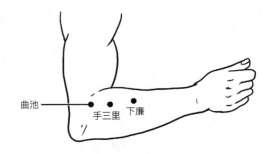

图 4-15　曲池穴

歌　诀

曲池曲肘里，曲著陷中求，

善治肘中痛，偏风手不收，

挽弓开未得，筋缓怎梳头，

喉闭促欲绝，发热竟无休，

遍身风瘾疹，针灸必能疗。

【穴位定位】肘横纹外侧端，屈肘，当尺泽与肱骨外上髁连线中点。

【穴位解剖】桡侧腕长伸肌起始部，肱桡肌的桡侧；有桡返动脉的分支；分布有前臂背侧皮神经，内侧深层为桡神经本干。

【临床主治】咽喉肿痛，齿痛，目赤痛，瘰疬，瘾疹，热病上肢不遂，手臂肿痛，腹痛吐泻，高血压，癫狂。

【临床经验】配血海、足三里治疗瘾疹；配手三里治疗上肢不遂；配太冲、大椎治疗高血压。

【针刺艾灸】直刺 1～1.5 寸。

【穴位属性】①手阳明经所入为"合"。②据报道，在犬阑尾壁内直接注射 B-链球菌和金黄色葡萄球菌的混合菌液以引起实验性阑尾炎，用强刺激手法针刺曲池和阑尾穴，证明对实验性阑尾炎有肯定的治疗作用。

临床治疗经验

李某，男，35 岁，左眼红肿 2 天，于 2006 年 6 月来诊治。患者左眼下睑红肿，有局限性硬结约 0.3cm，明显压痛，球结膜有轻度充血水肿，舌质红，舌苔微黄，脉弦，诊断为左眼下睑腺炎。取左侧曲池穴局部消毒后，用 26 号 2 寸毫针向下快速刺入曲池穴内，进针 5 分左右，不捻转，不留针，快出针，然后用手挤压穴位周围，使血从针孔流出 6～10 滴血。放血后患者言其左目感觉有凉感。次日硬结缩小，又照上法针刺一次，加耳尖放血 9 滴即愈，愈后未再复发。

按：曲池穴有疏风散热的作用，此穴放血有疏泄眼部火毒，清热凉血之功。耳尖穴为治疗目赤肿痛的经验穴，配合使用疗效更为显著。

12. 肘髎 Zhǒuliáo（图 4-16）

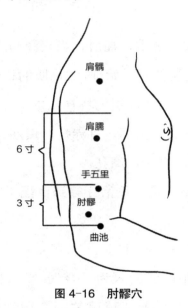

图 4-16　肘髎穴

歌　诀

肘髎位于肱骨边，曲池外上一寸间，

肩臂肘痛与麻木，屈伸不利或拘挛。

【穴位定位】臂外侧，屈肘，曲池上方 1 寸，当肱骨边缘处。

【穴位解剖】在桡骨外上髁上缘肱肌起始部，肱三头肌外缘；有桡侧副动脉；分布有前臂背侧皮神经及桡神经。

【临床主治】肘臂痛，麻木，挛急，屈伸不利。

【临床经验】配曲池治疗肘臂疾病。

【针刺艾灸】直刺 0.5 ～ 1 寸。

13. 手五里 Shǒuwǔlǐ

歌 诀

屈肘取五里，曲池连肩髃，
曲池上三寸，肘臂挛痛急，
咳嗽吐血痰，胃满与瘰疬。

【穴位定位】臂外侧，当曲池与肩髃连线上，曲池上 3 寸处。

【穴位解剖】在肱骨桡侧，为肱桡肌起点，外侧为肱三头肌前缘；稍深为桡侧副动、静脉；分布有前臂背侧皮神经，深层内侧为桡神经。

【临床主治】肘臂挛痛，瘰疬，咳嗽，血痰，胃满。

【临床经验】配曲池治疗肘臂挛痛。

【针刺艾灸】避开动脉，直刺 0.5 ～ 1 寸。

14. 臂臑 Bìnào

歌 诀

臂臑肘上七寸，三角肌肉止点，
青光眼及近视，肘臂疼痛瘫痪。

【穴位定位】臂外侧，三角肌止点处，当曲池与肩髃连线上，曲池上 7 寸处。

【穴位解剖】在肱骨桡侧，三角肌下端，肱三头肌外侧头的前缘；有旋肱后动脉的分支及肱深动脉；分布有前臂背侧皮神经，深层有桡神经本干。

【临床主治】肩臂痛，颈项拘挛，瘰疬，目疾，瘫痪，青盲。

【临床经验】配光明治疗目疾。

【针刺艾灸】直刺或向上斜刺 0.8 ～ 1.5 寸。

15. 肩髃 Jiānyú

歌　诀

上臂平举肩端前，肩髃穴处呈凹陷，

位居锁骨肩峰端，肩臂挛痛肩周炎。

【穴位定位】臂外侧，三角肌上，臂外展，或向前平伸时，当肩峰前下方向凹陷处。

【穴位解剖】有旋肱后动、静脉；分布有锁骨上神经、腋神经。

【临床主治】肩臂挛痛不遂，瘾疹，瘰疬。

【临床经验】配肩髎治疗肩臂痛。

【针刺艾灸】直刺或向下斜刺 0.8 ～ 1.5 寸。

【穴位属性】手阳明经与阳跷脉交会穴。

临床治疗经验

孙某，女，44 岁，初诊日期 2007 年 3 月 12 日。主诉昨日晨起忽觉颈肩部疼痛，转侧困难，活动受限。曾在某医院做颈部按摩，症状仍未减轻，反见疼痛加重，故要求针灸治疗。查体：头部右侧倾斜，头、颈部各方向活动均不同程度受限，右侧斜方肌及胸锁乳突肌呈条索状，颈背部肌肉紧张，局部红肿，压痛明显。舌淡红，苔薄白，脉弦。诊断：落枕，证属气滞血瘀型。治疗方法：患者取坐位，医者站于患肢一侧，一脚踩在凳子上，常规消毒后，用 30 号 30mm 长毫针在肩髃穴进针 1.5 ～ 2 寸，大幅度提插捻转 1 分钟左右，使患肢有酸痛或酸麻感，然后小幅度提插捻转 5 分钟左右，摇大针孔出针。起针后医者用双手提肩髃穴深部，使局部皮肤发紫，造成皮下出血或挤出少量血液，然后活动患肢。7 次后痛减，10 次后痊愈。

按：该法使停滞于肩髃穴的风、寒、瘀等致病因素被排出体外，使经络通畅，通则不痛，故而取效。

16. 巨骨 Jùgǔ（图 4-17）

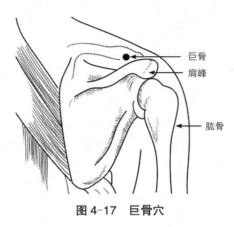

图 4-17　巨骨穴

歌　诀

巨骨两骨间凹陷，肩胛冈与锁骨肩，

肩臂疼痛难屈伸，淋巴结核甲状腺。

【穴位定位】肩上部，当锁骨肩峰端与肩胛冈之间凹陷处。

【穴位解剖】在斜方肌与冈上肌中；深层有肩胛上动、静脉；分布有锁骨上神经分支、副神经分支，深层有肩胛上神经。

【临床主治】肩臂挛痛不遂，瘰疬（淋巴结结核），瘿气（甲状腺肿）。

【临床经验】配肩髃、肩髎治疗肩痛。

【针刺艾灸】直刺，微斜向外下方，进针 0.5 ～ 1 寸。

【穴位属性】手阳明经与阳跷脉交会穴。

17. 天鼎 Tiāndǐng（图 4-18）

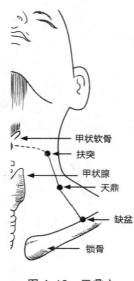

图 4-18　天鼎穴

歌　诀

天鼎颈外侧边，胸锁乳突后缘，

扶突后下两指，咽喉肿痛气梗，

瘰疬甲状腺肿，饮食不下暴喑。

【穴位定位】颈外侧部，胸锁乳突肌后缘，当喉结旁，扶突与缺盆连线中点。

【穴位解剖】在胸锁乳突肌下部后缘，浅层为颈阔肌，深层为中斜角肌起点；有颈外浅静脉；为副神经、颈皮神经在胸锁乳突肌后缘穿出处，深层为膈神经的起点。

【临床主治】暴喑气梗，咽喉肿痛，饮食不下，瘰疬，瘿气。

【临床经验】配少商治咽喉肿痛，配合谷治疗瘿气。

【针刺艾灸】直刺 0.5 ～ 0.8 寸。

18. 扶突 Fútū（图 4-19）

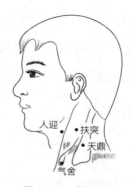

图 4-19 扶突穴

歌 诀

扶突平喉结，乳突肌后缘，

咳喘咽喉痛，瘰疬甲状腺。

【穴位定位】颈外侧部，喉结旁，当胸锁乳突肌前、后缘之间。

【穴位解剖】在胸锁乳突肌胸骨头间颈阔肌中，深层为肩胛提肌起始点；深层内侧有颈升动脉；分布有耳大神经、颈皮神经、枕小神经及副神经。

【临床主治】咳嗽，气喘，咽喉肿痛，暴喑，瘰疬，瘿气。

【临床经验】配合谷治疗瘿气。

【针刺艾灸】直刺 0.5 ～ 0.8 寸。

19. 口禾髎 Kǒuhéliáo

歌 诀

禾髎人中横，鼻孔外缘纵，

口噤及面瘫，鼻衄鼻不通。

【穴位定位】上唇部，鼻孔外缘直下，平水沟穴。

【穴位解剖】在上颌骨犬齿窝部，上唇方肌止端；有面动、静脉的上唇支；分布有面神经、三叉神经第 2 支下支与眶下神经的吻合丛。

【临床主治】鼻塞，鼻衄，口喎面瘫，口噤。

【针刺艾灸】直刺或斜刺 0.3 ～ 0.5 寸。

20. 迎香 Yíngxiāng（图 4-20）

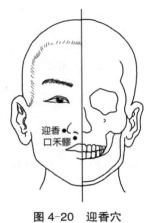

图 4-20　迎香穴

歌　诀

鼻唇沟上找迎香，鼻翼外缘中点旁，

鼻炎面瘫面肌痉，胆道蛔虫叉神经。

【穴位定位】鼻翼外缘中点旁，当鼻唇沟中间。

【穴位解剖】在上唇方肌中，深部为梨状孔的边缘；有面动、静脉及眶下动、静脉分支；分布有面神经与眶下神经的吻合丛。

【临床主治】鼻塞，鼻衄，口喎，面痒，胆道蛔虫病。

【针刺艾灸】斜刺或平刺 0.3 ～ 0.5 寸。

【穴位属性】①手、足阳明经交会穴；②《外台秘要》：不宜灸。

临床治疗经验

李某，女，52 岁，干部，1999 年 10 月 13 日来诊。自诉面部奇痒犹如小虫爬行 3 天，曾口服西药氯苯那敏、维生素 C 片无效，心中烦躁不能入睡。查体：一般状态好，未见体表感觉障碍等阳性体征。诊断：面痒。治疗方法：取双侧迎香穴，常规消毒，施泻法，直刺 0.1 ～ 0.2 寸，使患者感到局部酸困感，不留针，出针后不挤压针眼。次日复诊自诉面痒消失，随访 1 个月未复发。

按：西医称其为面部皮肤神经官能症，并无特效疗法。中医认为本病多由血分有热、热盛血燥而致，属实证范畴。《百证赋》：面上虫行有验，迎香可取。迎香穴位于面部，属于手阳明大肠经腧穴，为手、足阳明之会，故刺之可疏通局部经气，清泻阳明经之燥热而止痒。

三、足阳明胃经穴位

足阳明胃经从头走足，主要循行在下肢外侧前缘。胃经上的腧穴主要分布于胃经循行所经过的头面部、颈部、胸腹第 2 侧线、下肢外侧前缘、足部（图 4-21）。

足阳明胃经循行歌

足阳明胃起鼻颈，互交旁约足太阳，

下至气街中而合，遂下髀关伏兔逢，

下循鼻外入上齿，挟口环唇交承浆，

膝髌之中循胫外，足跗中趾内间疼，

颐后大迎颊车游，耳前发际至额颅，

支者下膝三寸别，下入中指外间列，

支循喉咙入缺盆，下膈属胃络脾州，

又有支者别跗上，大指之间太阴接，

直者下乳挟脐冲，支从胃口腹里通。

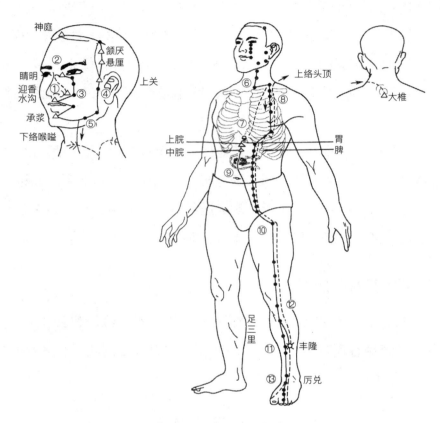

图 4-21　足阳明胃经循行

足阳明胃经取穴时主要应掌握的解剖标志有：瞳孔、眼球、眶骨、眶下孔、鼻翼、口角、咬肌、颧弓、下颌骨（下颌切迹）、额角发际、胸锁乳突肌、喉结、锁骨、肋骨、乳头、肚脐、耻骨联合、髂前上棘、臀横纹、髌底、髌尖、胫骨前嵴、足背横纹，以及拇长与趾长伸肌腱及足二、三跖骨结合部，足二、三趾间的纹头，趾甲角。

足阳明胃经经穴歌

四十五穴足阳明，承泣四白巨髎经，

地仓大迎登颊车，下关头维对人迎，

水突气舍连缺盆，气户库房屋翳寻，

膺窗乳中下乳根，不容承满出梁门，

关门太乙滑肉起，天枢外陵大巨里，

水道归来达气冲，髀关伏兔走阴市，

梁丘犊鼻足三里，上巨虚连条口底，

下巨虚下有丰隆，解溪冲阳陷谷同，

内庭厉兑阳明穴，大趾次趾之端终。

位于胃经上的腧穴，从承泣至厉兑共45穴，其中，头面部8穴（承泣、四白、巨髎、地仓、颊车、大迎、下关、头维），颈部3穴（人迎、水突、气舍），胸部7穴（缺盆、气户、库房、屋翳、膺窗、乳中、乳根），腹部12穴（不容、承满、梁门、关门、太乙、滑肉门、天枢、外陵、大巨、水道、归来、气冲），大腿部4穴（髀关、伏兔、阴市、梁丘），小腿部6穴（犊鼻、足三里、上巨虚、条口、下巨虚、丰隆），足部5穴（解溪、冲阳、陷谷、内庭、厉兑）。

本经腧穴可治疗胃肠等消化系统、神经系统、呼吸系统、循环系统和头、眼、鼻、口、齿等器官病症和本经脉所经过部位的病症。例如，胃痛、腹胀、呕吐、泄泻、鼻衄、牙痛、口眼㖞斜、咽喉肿痛、热病、神志病及经脉循行部位疼痛等（表4-3）。

表 4-3　足阳明胃经

主要器官与组织	胃肠道、食道、胰腺、口腔（齿）、鼻、上眼睑、乳腺、膝关节		
器官与组织功能（中医）	受纳、腐熟水谷，胃主和降	器官与组织功能（西医）	受纳消化
亢进时出现的主要病证（中医）	体热，腹胀，呃逆便秘，食欲增加，胃痉挛性痛，胃酸过多，唇裂，经络走向的腿（或膝关节）感疼痛与痉挛	亢进时出现的主要疾病（西医）	急性胃炎，急性胃溃疡，反流性食管炎，急性胰腺炎，贲门松弛症，胃瘀症等
衰弱时出现的主要病证（中医）	餐后腹痛或腹泻或呕吐，消化力减弱，胃酸不足，忧郁，清涎多，下肢倦怠	衰弱时出现的主要疾病（西医）	慢性胃炎，慢性胃溃疡，胃癌，食管癌，慢性胰腺炎，胰腺癌

足阳明胃经主病歌

胃经主治胃肠，胃痛消化不良，

肠炎腹胀呕吐，寒热疟疾癫狂，

头面眼鼻牙喉[①]，经过部位肿胀。

注：①指头面五官病症，如眼病、鼻炎、牙痛和咽喉炎症等

1. 承泣 Chéngqì（图 4-22）

歌　诀

正视瞳孔对承泣，球下眶上之间隙，

目赤肿痛夜盲症，口眼㖞斜与后遗。

【穴位定位】瞳孔直下，当眼球与眶下缘之间。

【穴位解剖】在眶下缘上方，眼轮匝肌中，深层眶内有眼球下直肌、下斜肌；有眶下动、静脉分支及眼动、静脉的分支；分布有眶下神经分支及动眼神经下支的肌支、面神经分支。

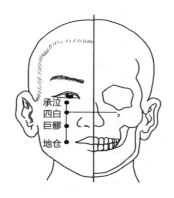

图 4-22　承泣穴

【临床主治】目赤肿痛，流泪，夜盲，眼睑瞤动，口眼㖞斜。

【临床经验】配太阳治疗目赤肿痛；配阳白治疗口眼㖞斜。

【针刺艾灸】以左手拇指向上轻推眼球，紧靠眶缘缓慢直刺 0.5 ～ 1.5 寸，不宜提插，以防刺破血管引起血肿。

【穴位属性】足阳明胃经、阳跷脉、任脉交会穴。

2. 四白 Sìbái

歌　诀

四白承泣直下看，眶下孔处有凹陷，

目赤痛痒与目翳，头痛眩晕或面瘫。

【穴位定位】瞳孔直下眶下孔凹陷处。

【穴位解剖】在眶下孔处，当眼轮匝肌和上唇方肌之间；有面动、静脉分支及眶下动、静脉；有面神经分支，当眶下神经处。

【临床主治】目赤痛痒，目翳，眼睑瞤动，口眼㖞斜，头痛眩晕。

【临床经验】配阳白、地仓、颊车、合谷治口眼㖞斜；配攒竹治疗眼睑瞤动。

【针刺艾灸】直刺或斜刺 0.3 ～ 0.5 寸，不可深刺。

3. 巨髎 Jùliáo

歌　诀

四白直下巨髎见，鼻下人中水平线，

面肌痉挛与面瘫，鼻衄齿痛青光眼。

【穴位定位】瞳孔直下，平鼻翼下缘处，当鼻唇沟外侧。

【穴位解剖】浅层为上唇方肌，深层为犬齿肌；有面动、静脉及眶下动、静脉；分布有面神经及眶下神经的分支。

【临床主治】口眼㖞斜，眼睑瞤动，鼻衄，齿痛，唇颊肿，青盲（青光眼）。

【临床经验】配合谷治疗齿痛；配地仓、颊车治疗口㖞。

【针刺艾灸】斜刺或平刺 0.3 ～ 0.5 寸。

【穴位属性】足阳明胃经与阳跷脉交会穴。

4. 地仓 Dìcāng

歌　诀

地仓承泣直下取，口角外侧四分许，

面瘫三叉神经痛，破伤风及涎失语。

【穴位定位】口角外侧，上直对瞳孔。

【穴位解剖】在口轮匝肌中，深层为颊肌；有面动、静脉；分布有面神经和眶下神经分支，深层为颊肌神经的末支。

【临床主治】口㖞，流涎，眼睑瞤动。

【临床经验】配颊车、合谷治疗口㖞、流涎。

【针刺艾灸】斜刺或平刺 0.5 ～ 0.8 寸。

【穴位属性】手足阳明经、阳跷脉交会穴。

5. 大迎 Dàyíng（图 4-23）

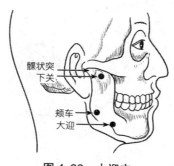

髁状突
下关
颊车
大迎

图 4-23　大迎穴

歌　诀

大迎下颌角之前，咬肌终止部前缘，

牙关紧闭与牙痛，面颊肿胀与面瘫。

【穴位定位】下颌角前方，咬肌附着部前缘，当面动脉搏动处。

【穴位解剖】在咬肌附着部前缘；前方有面动、静脉；分布有面神经及颊神经。

【临床主治】口㖞，口噤，颊肿，齿痛，面瘫。

【临床经验】配颊车治疗齿痛。

【针刺艾灸】避开动脉，斜刺或平刺 0.3 ～ 0.5 寸。

6. 颊车 Jiáchē（图 4-24）

歌　诀

颌角前上一横指，咬肌隆起颊车是，

三叉牙痛腮腺炎，咬肌痉挛与面瘫。

【穴位定位】下颌角前上方约 1 横指（中指），当咀嚼时咬肌隆起，按之凹陷处。

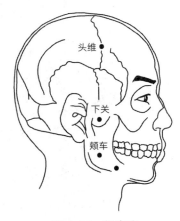

图 4-24　颊车穴

【穴位解剖】在下颌角前方，有咬肌；有咬肌动、静脉；分布有耳大神经、面神经及咬肌神经。

【临床主治】口㖞，齿痛，颊肿，口噤不语，面瘫。

【临床经验】配地仓治口眼㖞斜。

【针刺艾灸】直刺 0.3 ～ 0.5 寸，平刺 0.5 ～ 1 寸。

7. 下关 Xiàguān

歌　诀

下关耳前一指许，颧弓下面陷窝取，

牙痛下颌关节痛，耳聋耳鸣与耳聤。

【穴位定位】耳前方，颧弓与下颌切迹所形成的凹陷中。

【穴位解剖】当颧弓下缘，皮下有腮腺，为咬肌起始部；有面横动、静脉，最深层为上颌动、静脉；分布有面神经颧眶支及耳颞神经分支，最深层为下颌神经。

【临床主治】耳聋，耳鸣，聤耳，齿痛，口噤，口眼㖞斜。

【临床经验】配翳风治疗耳疾。

88

【针刺艾灸】直刺 0.5 ～ 1 寸。

【穴位属性】足阳明、足少阳经交会穴。

8. 头维 Tóuwéi

歌　诀

头维额角取，入发五分许，

头痛与眩晕，眼痛视力低。

【穴位定位】头部额角发际上 0.5 寸，头正中线旁 4.5 寸。

【穴位解剖】在颞肌上缘帽状腱膜中；有颞浅动、静脉的额支；分布有耳额神经的分支及面神经额颞支。

【临床主治】头痛，目眩，口痛，流泪，眼睑瞤动。

【临床经验】配合谷治疗头痛；配太冲治疗目眩。

【针刺艾灸】平刺 0.5 ～ 1 寸。

【穴位属性】①足阳明、足少阳经与阳维脉交会穴；②《针灸甲乙经》：不可灸。

9. 人迎 Rényíng（图 4-25）

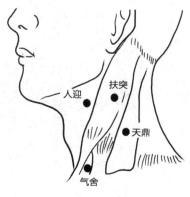

图 4-25　人迎穴

歌　诀

人迎动脉后，胸锁乳突前，

平喉结定穴，瘰疬瘿气定，

气喘血压高，咽喉肿痛验。

【穴位定位】颈部喉结旁，当胸锁乳突肌的前缘，颈总动脉搏动处。

【穴位解剖】有颈阔肌，在胸锁乳突肌前缘与甲状软骨接触部；有甲状腺上动脉，当颈内、外动脉分叉处，有颈前浅静脉，外为颈内静脉；分布有颈皮神经、面神经颈支、深层颈动脉球，最深层为交感神经干，外侧有舌下神经降支及迷走神经。

【临床主治】咽喉肿痛，气喘，瘰疬，瘿气，高血压。

【临床经验】配大椎、太冲治疗高血压。

【针刺艾灸】避开颈总动脉，直刺 0.3 ～ 0.8 寸。

【穴位属性】①足阳明、足少阳经交会穴；②《针灸甲乙经》：不可灸。

10. 水突 Shuǐtū（图 4-26）

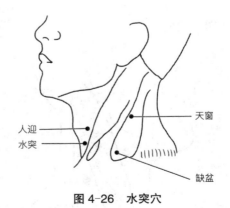

图 4-26　水突穴

歌　诀

水突位于颈侧边，胸锁乳突肌前缘，

人迎气舍中点连，咽喉肿痛咳嗽喘。

【穴位定位】颈部胸锁乳突肌的前缘，当人迎与气舍连线的中点。

【穴位解剖】有颈阔肌，在甲状软骨外侧，胸锁乳突肌与肩胛舌骨肌上腹的交叉点；外侧为颈总动脉；分布有颈皮神经，深层为交感神经发出的心上神经及交感干。

【临床主治】咽喉肿痛，咳嗽，气喘。

【临床经验】配天突治疗咳嗽、气喘。

【针刺艾灸】直刺 0.3 ～ 0.8 寸。

11. 气舍 Qìshě

歌　诀

人迎直下气舍，锁骨内端上窝，

乳肌两头之间，颈项强常有效，

咽喉肿痛哮喘，瘿瘤瘰疬逆呃。

【穴位定位】颈部锁骨内侧端的上缘，胸锁乳突肌的胸骨头与锁骨头之间。

【穴位解剖】有颈阔肌，胸锁乳突肌起始部；有颈前浅静脉，深部为颈总动脉；分布有锁骨上神经前支、舌下神经的分支。

【临床主治】咽喉肿痛，气喘，呃逆，瘿瘤，瘰疬，颈项强。

【临床经验】配水突治疗瘿瘤。

【针刺艾灸】直刺 0.3 ～ 0.5 寸。

【穴位属性】本经气舍至乳根诸穴，深部有大动脉及肺、肝等重要脏器，不可深刺。

临床治疗经验

赵某，女，35 岁，农民，内蒙古赤峰市人，于 2004 年 3 月 18 日初诊。患者反复发作呃逆已有 2 年余，呃逆响亮，脘腹胀满，胸闷心烦，口臭，病情时轻时重，呃逆难抑，昼夜不停，不能参加劳动，经多家医院用中西药物治疗，但病未根治，今呃逆发作较重。取气舍穴，行强刺激提插、捻转，留针 30 分钟左右。经治疗呃逆而愈。

按：在没有针具的条件下，不停地呃逆时，可以利用指压法指压气舍穴，对止呃逆非常有效。

12. 缺盆 Quēpén

歌　诀

缺盆乳头直上，锁骨上窝中央，

咽喉肿痛喘息，缺盆中痛瘰疬。

【穴位定位】锁骨上窝中央，距前正中线 4 寸。

【穴位解剖】在锁骨上窝之中点，有颈阔肌、肩胛舌骨肌；上方有颈横动脉；分布有锁骨上神经中支，深层正当肩丛的锁骨上部。

【临床主治】咳嗽，气喘，咽喉肿痛，缺盆中痛，瘰疬。

【临床经验】配肺俞治疗咳嗽。

【针刺艾灸】直刺或斜刺 0.3 ～ 0.5 寸。

【穴位属性】《类经图翼》：孕妇禁针。

13. 气户 Qìhù（图 4-27）

歌　诀

气户乳中线端，锁骨中点下缘，

胸胁胀满呃逆，支气管炎哮喘。

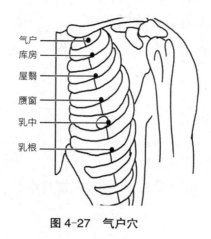

气户
库房
屋翳
膺窗
乳中
乳根

图 4-27　气户穴

【穴位定位】胸部锁骨中点下缘，距前正中线 4 寸。

【穴位解剖】在锁骨下方，胸大肌起始部，深层上方的锁骨下肌；有胸肩峰动、静脉分支，外上方为锁骨下静脉；为锁骨上神经、胸前神经分支分布处。

【临床主治】咳嗽，气喘，呃逆，胸胁支满，胸痛。

【临床经验】配肺俞治疗咳喘。

【针刺艾灸】斜刺或平刺 0.5 ～ 0.8 寸。

14. 库房 Kùfáng

歌　诀

库房位于乳中线，相交第一肋骨间，

胸胁胀满与疼痛，咳嗽气逆脓血痰。

【穴位定位】胸部第 1 肋间隙，距前正中线 4 寸。

【穴位解剖】在第 1 肋间隙，有胸大肌、胸小肌，深层为肋间内、外肌；有胸肩峰动、静脉及胸外侧动、静脉分支；分布有胸前神经分支。

【临床主治】咳嗽，气喘，咳唾脓血，胸胁胀痛。

【临床经验】配屋翳治疗胸胁胀痛。

【针刺艾灸】斜刺或平刺 0.5 ～ 0.8 寸。

15. 屋翳 Wūyì

歌 诀

> 屋翳位于乳中线，相交第二肋骨间，
>
> 咳嗽气喘缘肺病，胸胁胀痛和乳痈。

【穴位定位】胸部第 2 肋间隙，距前正中线 4 寸。

【穴位解剖】在第 2 肋间隙，有胸大肌、胸小肌，深层为肋间内外肌；有胸肩峰动、静脉分支；分布有胸前神经分支。

【临床主治】咳嗽，气喘，咳唾脓血，胸胁胀痛，乳痈。

【临床经验】配天宗治疗乳痈。

【针刺艾灸】斜刺或平刺 0.5 ～ 0.8 寸。

16. 膺窗 Yīngchuāng

歌 诀

> 膺窗乳中线直下，第 3 肋间相交叉，
>
> 胸胁胀痛乳腺炎，慢性咳嗽及哮喘。

【穴位定位】胸部第 3 肋间隙，距前正中线 4 寸。

【穴位解剖】第 3 肋间隙，有胸大肌，深层为肋间内、外肌；有胸外侧动、静脉；分布有胸前神经分支。

【临床主治】咳嗽，气喘，胸胁胀痛，乳痈。

【临床经验】配屋翳治疗乳痈。

【针刺艾灸】斜刺或平刺 0.5 ～ 0.8 寸。

17. 乳中 Rǔzhōng

歌 诀

乳中锁骨中线居，第四肋间下方倚，

乳头不宜针和灸，胸腹取穴标志奇。

【穴位定位】胸部第 4 肋间隙，乳头中央，距前正中线 4 寸。

【穴位属性】本穴不针不灸，只作胸腹部腧穴的定位标志。

18. 乳根 Rǔgēn

歌 诀

乳头下方五肋间，乳根为穴治乳腺。

乳汁减少乳腺炎，胸痛咳嗽与气喘。

【穴位定位】胸部乳头直下，乳房根部，当第 5 肋间隙，距前正中线 4 寸。

【穴位解剖】在第 5 肋间隙，胸大肌下部，深层有肋间内、外肌；有肋间动脉，胸壁浅静脉；分布有第 5 肋间神经外侧皮支，深层为肋间神经干。

【临床主治】咳嗽，气喘，呃逆，胸痛，乳痈，乳汁少。

【临床经验】配少泽、膻中治乳痈；配少泽、足三里治疗乳汁少。

【针刺艾灸】斜刺或平刺 0.5 ～ 0.8 寸。

19. 不容 Bùróng（图 4-28）

歌 诀

不容脐上六寸，正中旁开二寸；

腹胀呕吐胃痛，胁痛食欲不振。

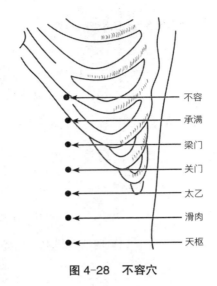

图 4-28　不容穴

【穴位定位】上腹部脐中上 6 寸，距前正中线 2 寸。

【穴位解剖】当腹直肌及其鞘处，深层为腹横肌；有第 7 肋间动、静脉分支及腹壁上动、静脉；分布有第 7 肋间神经分支。

【临床主治】呕吐，胃病，食欲不振，腹胀。

【临床经验】配中脘治疗胃病。

【针刺艾灸】直刺 0.5 ～ 0.8 寸。

20. 承满 Chéngmǎn

歌　诀

腹部脐上五寸，一寸上接不容，

肋下疼痛吐血，腹胀呕吐胃痛。

【穴位定位】上腹部脐中上 5 寸，距前正中线 2 寸。

【穴位解剖】当腹直肌及其鞘处，深层为腹横肌；有第 7 肋间动、静脉分支及腹壁上动、静脉；分布有第 7 肋间神经分支。

【临床主治】胃痛，吐血，食欲缺乏，腹胀。

【临床经验】配足三里治疗胃痛。

【针刺艾灸】直刺 0.8 ～ 1 寸。

21. 梁门 Liángmén

歌　诀

承满下一梁门，中脘旁开二寸，

泄泻呕吐溃疡，食欲不振胃痛。

【穴位定位】上腹部脐中上 4 寸，距前正中线 2 寸。

【穴位解剖】当腹直肌及其鞘处，深层为腹横肌；有第 7 肋间动、静脉分支及腹壁上动、静脉；有第 8 肋间神经分支分布（右侧深部当肝下缘，胃幽门部）。

【临床主治】胃痛，食欲缺乏，腹胀，泄泻，呕吐。

【临床经验】配梁丘、中脘、足三里治疗胃痛。

【针刺艾灸】直刺 0.8 ～ 1.2 寸。

22. 关门 Guānmén

歌　诀

梁门下一脐上三，中线旁开 2 寸关，

腹痛腹胀或水肿，肠鸣泄泻食不甘。

【穴位定位】上腹部脐中上 3 寸，距前正中线 2 寸。

【穴位解剖】当腹直肌及其鞘处；有第 8 肋间动、静脉分支及腹壁上动、静脉分支；分布有第 8 肋间神经分支（内部为横结肠）。

【临床主治】腹胀，腹痛，肠鸣泄泻，水肿。

【临床经验】配足三里、水分治疗肠鸣腹泻。

【针刺艾灸】直刺 0.8 ～ 1.2 寸。

23. 太乙 Tàiyǐ

歌　诀

脐上二寸关下一，中旁二寸取太乙，

消化不良与胃痛，心烦意乱与癫疾。

【穴位定位】上腹部脐中上 2 寸，距前正中线 2 寸。

【穴位解剖】当腹直肌及其鞘处；有第 8 肋间动、静脉分支及其腹壁下动、静脉分支；分布有第 8 肋间神经分支（内部为横结肠）。

【临床主治】胃病，心烦，癫狂，消化不良。

【临床经验】配中脘治疗胃痛。

【针刺艾灸】直刺 0.8 ～ 1.2 寸。

24. 滑肉门 Huáròumén

歌　诀

腹部脐中上 1 寸，正中旁开 2 寸取，

胃痛呕吐与腹水，月经不调与癫疾。

【穴位定位】上腹部脐中上 1 寸，距前正中线 2 寸。

【穴位解剖】当腹直肌及其鞘处；有第 9 肋间动、静脉分支及腹壁下动、静分支；分布有第 9 肋间神经分支（内部为小肠）。

【临床主治】胃痛，呕吐，腹水，癫狂，月经不调。

【临床经验】配足三里治疗胃痛。

【针刺艾灸】直刺 0.8 ～ 1.2 寸。

25. 天枢 Tiānshū

歌　诀

天枢脐旁二寸取，腹胀肠鸣或菌痢，

月经不调肠麻痹，小儿腹泻与便秘。

【穴位定位】腹中部平脐中，距脐中 2 寸。

【穴位解剖】当腹直肌及其鞘处；有第 9 肋间动、静脉分支及腹壁下动、静脉分支；分布有第 10 肋间神经分支（内部为小肠）。

【临床主治】腹胀肠鸣，绕脐痛，便秘，泄泻，痢疾，月经不调。

【临床经验】配足三里治疗腹胀肠鸣；配气海治疗绕脐痛；配上巨虚、下巨虚治疗便秘、泄泻。

【针刺艾灸】直刺 1 ～ 1.5 寸。

【穴位属性】①大肠的募穴；②《千金要方》：孕妇不可灸。

临床治疗经验

郝某，女，49 岁，工人。自诉下腹坠胀感，月经量多，经期 7 ～ 10 天，10 余年来，伴头晕、目眩、耳鸣。查体：面黄，颜面色素沉着，苔薄白，舌质淡，边有齿痕，脉沉细。血常规及 B 超检查未发现异常。诊断：月经量过多，脾虚型。治疗：取双侧天枢穴，用 30 号 1.5 寸针刺入，针尖略向外侧，间歇动留针 40 分钟，补法。于经前 5 天开始治疗至经期结束为 1 个疗程。治疗 2 个疗程，经量正常，颜面色素变淡。随访半年未发。

26. 外陵 Wàilíng（图 4-29）

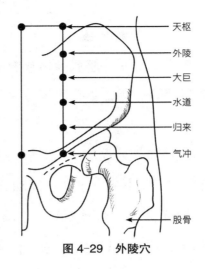

图 4-29　外陵穴

歌　诀

天枢下一外陵，任脉阴交水平，

胃痛腹痛腹胀，腹泻疝气痛经。

【穴位定位】天枢穴下 1 寸，距前正中线 2 寸。

【穴位解剖】当腹直肌及其鞘处；有第 10 肋间动、静脉分支及腹壁下动、静脉分支；分布有第 10 肋间神经分支（内部为小肠）。

【临床主治】胃痛，腹痛，腹胀，腹泻，疝气，痛经。

【临床经验】配子宫、三阴交治疗痛经。

【针刺艾灸】直刺 1 ～ 1.5 寸。

27. 大巨 Dàjù

歌　诀

外陵下一大巨点，水平石门与四满，

小腹胀满膀胱炎，遗精早泄阳痿疝。

【穴位定位】下腹部外陵下 1 寸，距前正中线 2 寸。

【穴位解剖】当腹直肌及其鞘处；有第 11 肋间动、静脉分支，外侧为腹壁下动、静脉；分布有第 11 肋间神经（内部为小肠）。

【临床主治】小腹胀满，小便不利，疝气，遗精，早泄。

【临床经验】配中极、次髎治疗小便不利。

【针刺艾灸】直刺 1 ～ 1.5 寸。

28. 水道 Shuǐdào

歌　诀

天枢下三寻水道，关元旁开二寸找，

疝气痛经盆腔炎，膀胱炎与潴留尿。

【穴位定位】下腹部脐中下 3 寸，距前正中线 2 寸。

【穴位解剖】当腹直肌及其鞘处；有第 12 肋间动、静脉分支，外侧为腹壁下动、静脉；分布有第 12 肋间神经（内部为小肠）。

【临床主治】小腹胀满，小便不利，痛经，不孕，疝气，尿潴留。

【临床经验】配三阴交、中极治疗痛经、不孕。

【针刺艾灸】直刺 1 ～ 1.5 寸。

29. 归来 Guīlái

歌　诀

水道下一归来，中极二寸旁开，

附睾盆腔炎症，子宫脱垂痛经。

【穴位定位】下腹部脐中下 4 寸，水道下 1 寸，距前正中线 2 寸。

【穴位解剖】在腹直肌外缘，有腹内斜肌、腹横肌腱膜；外侧有腹壁下动、静脉；分布有髂腹下神经。

【临床主治】腹痛，疝气，月经不调，白带，阴挺。

【临床经验】配大敦治疗疝气；配三阴交、中极治疗月经不调。

【针刺艾灸】直刺 1～1.5 寸。

30. 气冲 Qìchōng

歌　诀

归来下一气冲，曲骨旁二相平，

腹痛腹胀腹水，不孕阳痿阴肿。

【穴位定位】腹股沟稍上方，脐中下 5 寸，归来穴下 1 寸，距前正中线 2 寸。

【穴位解剖】在耻骨结节外上方，有腹外斜肌腱膜，在腹内斜肌、腹膜肌下部；有腹壁浅动、静脉分支，外壁为腹壁下动、静脉；分布有髂腹股沟神经。

【临床主治】肠鸣腹痛，疝气，月经不调，不孕，阳痿，阴肿。

【临床经验】配气海治疗肠鸣腹痛。

【针刺艾灸】直刺 0.5～1 寸。

【穴位属性】冲脉所起。

31. 髀关 Bìguān（图 4-30）

歌　诀

髀关位于大腿前，髂前上棘髌外缘，

髌上十二髂下四，下肢麻痹风湿瘫。

【穴位定位】大腿前面髂前上棘与髌底外侧端的连线上，屈髋时，平会阴，居缝匠肌外侧凹陷处。

【穴位解剖】在缝匠肌和阔筋膜张肌之间；深层有旋股外侧动、静脉分支；分布有股外侧皮神经。

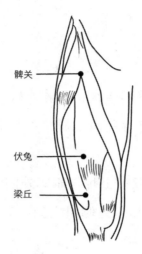

图 4-30 髀关穴

【临床主治】腰痛膝冷，痿痹，腹痛。

【临床经验】配伏兔治疗痿痹。

【针刺艾灸】直刺 1～2 寸。

32. 伏兔 Fútù

歌　诀

伏兔髂髌连线寻，髌骨上缘上六寸，

腰胯疼痛下肢瘫，股膝发冷麻不仁。

【穴位定位】大腿前面髂前上棘与髌底外侧端的连线上，髌骨上缘 6 寸。

【穴位解剖】在股直肌的肌腹中有旋股外侧动、静脉分支；分布有股前皮神经、股外侧皮神经。

【临床主治】腰痛膝冷，下肢麻痹，疝气，脚气。

【临床经验】配髀关、阳陵泉治疗下肢痿痹。

【针刺艾灸】直刺 1～2 寸。

33. 阴市 Yīnshì

歌　诀

　　阴市髂髌连线，髌骨外缘上三，

　　腿膝麻痹腹痛，屈伸不利下瘫。

【穴位定位】大腿前面髂前上棘与髌底外侧端的连线上，髌底上 3 寸。

【穴位解剖】在股直肌和股外侧肌之间；有旋股外侧动脉降支；分布有股前皮神经、股外侧皮神经。

【临床主治】腿膝痿痹，屈伸不利、疝气，腹胀腹痛。

【临床经验】配足三里、阳陵泉治疗腿膝痿痹。

【针刺艾灸】直刺 1～1.5 寸。

34. 梁丘 Liángqiū

歌　诀

　　梁丘膝上二寸，两肌之间凹陷，

　　胃痛腹泻乳痈，下肢不遂疾患。

【穴位定位】屈膝，大腿前面髂前上棘与髌底外侧端的连线上，髌底上 2 寸。

【穴位解剖】在股直肌和股外侧肌之间；有旋股外侧动脉降支；布有股前皮神经，股外侧皮神经。

【临床主治】膝肿痛，下肢不遂，胃痛，乳痈，血尿。

【临床经验】配足三里、中脘治胃痛。

【针刺艾灸】直刺 1 ～ 1.2 寸。

【穴位属性】足阳明经郄穴。

35. 犊鼻 Dúbí（图 4-31）

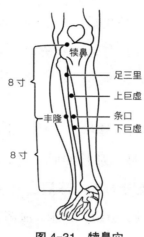

图 4-31　犊鼻穴

歌　诀

犊鼻髌骨外缘，韧带外侧凹陷，

下肢麻痹脚气，膝及周围疾患。

【穴位定位】屈膝，髌骨与髌韧带外侧凹陷中。

【穴位解剖】在髌韧带外缘；有膝关节动、静脉网；分布有腓肠外侧皮神经及腓总神经关节支。

【临床主治】膝痛，下肢麻痹，屈伸不利，脚气。

【临床经验】配阳陵泉、足三里治疗膝痛。

【针刺艾灸】向后内斜刺 0.5 ～ 1 寸。

36. 足三里 Zúsānlǐ

足三里

歌 诀

三里在膝下，三寸两筋间。

能除心腹胀，善治胃中寒，

肠鸣并积聚，肿满膝胫酸，

劳伤形瘦损，气盅病诸般。

人过三旬后，针灸眼能宽。

取穴当举足，得法不为难。

【穴位定位】小腿前外侧，犊鼻下3寸，距胫骨前缘1横指（中指）。

【穴位解剖】在胫骨前肌、趾长伸肌之间；有胫前动、静脉；为腓肠外侧皮神经及隐神经的皮支分布处，深层当腓深神经。

【临床主治】胃痛，呕吐，噎膈，腹胀，泄泻，痢疾，便秘，乳痈，肠痈，下肢痹痛，水肿，癫狂，脚气，虚劳羸瘦。

【临床经验】配中脘、梁丘治疗胃痛；配内关治疗呕吐；配气海治疗腹胀；配膻中、乳根治疗乳痈；配阳陵泉、悬钟治疗下肢痹痛；常灸足三里可保健。

【针刺艾灸】直刺1～2寸。

【穴位属性】①足阳明经所入为"合"。②本穴有强壮作用，为保健要穴。③针刺健康人和胃病患者的足三里和手三里，观察发现胃弛缓时针刺使收缩加强，胃紧张时变为弛缓，并可解除幽门痉挛；针刺单纯性消化不良和中毒性消化不良患儿的足三里、合谷、三阴交，可使原来低下的胃游离酸、总酸度、胃蛋白酶和胃脂肪酶活性迅速升高；针刺人及家兔的足三里，发现裂解素（主要是裂解含有大量多糖体的革兰阴性菌，也能灭活某些病毒）都有增加，人增加17.85单位，兔增加62.1单位，两者均在针后 12 小时增加最显；针刺家兔的足三里、大椎，可使其调理素明显增加，从而促进白细胞吞噬指数的上升，增强其免疫能力。

临床治疗经验

韩某，女，48 岁，2006 年 3 月 27 日初诊。患者晨起后突发左侧腰部持续性疼痛，伴有左腹部及左大腿内侧疼痛，并发现小便色红如洗肉水样。查体：患者面色苍白，表情痛苦，坐卧不宁，体温正常，腹部触诊无肌紧张及反跳痛，左肾区下方触按疼痛加剧。尿液镜检红细胞满视野，腹部彩超示左侧输尿管上段有 0.4cm×0.6cm 强回声团，临床诊断为"输尿管结石"。在给予常规治疗 3 小时后疼痛无减轻，立即针刺双侧足三里穴治疗，强刺激手法，5 分钟行针 1 次，以针感传导至足趾部为好，留针 15 分钟。第 1 次行针完毕时患者感觉疼痛感已减轻许多，15 分钟后起针时已基本上无疼痛感觉。第 2 天肉眼观察尿液颜色正常，镜下见红细胞少许，腹部彩超左侧输尿管上段无异常，症状消失病愈。

37. 上巨虚 Shàngjùxū

歌　诀

三里下三上巨虚，阑尾痢疾腹痛急，

急慢腹泻下肢瘫，腰膝酸痛屈不利。

【穴位定位】小腿前外侧犊鼻下 6 寸，距胫骨前缘 1 横指（中指）。

【穴位解剖】在胫骨前肌中；有胫前动、静脉；分布有腓肠外侧皮神经及隐神经的皮支，深层当腓深神经。

【临床主治】肠鸣，腹痛，泄泻，便秘，肠痈，下肢痿痹，脚气。

【临床经验】配足三里、气海治疗便秘、泄泻。

【针刺艾灸】直刺 1 ～ 2 寸。

【穴位属性】大肠经下合穴。

38. 条口 Tiáokǒu

歌　诀

犊鼻下八取条口，膝胫酸痛足不收，

腓肌痉挛小腿痛，胃肠疾患与肩周。

【穴位定位】小腿前外侧，犊鼻下 8 寸，距胫骨前缘 1 横指（中指）。

【穴位解剖】在胫骨前肌中；有胫前动、静脉；分布有腓肠外侧皮神经及隐神经的皮支，深层当腓深神经。

【临床主治】胃痛，下肢痿痹，转筋，跗肿，肩臂痛。

【临床经验】配肩髃、肩髎治疗肩臂痛。

【针刺艾灸】直刺 1 ～ 1.5 寸。

临床治疗经验

庄某，女，39 岁，2004 年 3 月 21 日就诊。患者患慢性胃炎近 10 年，常感胃脘部隐隐作痛，喜温喜按，遇冷加剧，呕吐清水，大便稀薄，小便清长，不寐多梦，面色无华，形体消瘦，纳食较少，神情疲惫，四肢无力，舌质淡，苔薄白，脉沉细弱。诊断为胃痛，脾胃虚寒。治疗方法：取双侧条口穴深刺，捻转、呼吸补法，使针感向上传导至胃脘部，留针 40 分钟，间隔 5 分钟行针一次。每周 3 次，3 周后病情大有改善，胃痛减轻，呕吐清水停止，食欲增加，大便成形。针刺 5 周后症状完全消除。

按：患者素体脾胃虚弱，脾阳不振，导致中焦虚寒，脉络失于温养而胃痛。针刺条口穴，能够调理脾胃，增强中焦运化功能，理气除寒，故疼痛消除。

39. 下巨虚 Xiàjùxū（图 4-32）

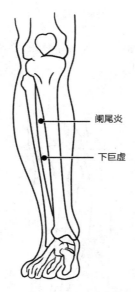

阑尾炎

下巨虚

图 4-32 下巨虚穴

歌 诀

上下巨虚相距三，胸胃痛痛与唇干，

泄泻痢疾泻脓血，下肢肿痛下肢瘫。

【穴位定位】小腿前外侧，犊鼻下 9 寸，上下巨虚相距 3 寸，距胫骨前缘一横指（中指）。

【穴位解剖】在胫骨前肌与趾长伸肌之间，深层为胫长伸肌；有胫前动、静脉；分布有腓浅神经分支，深层为腓深神经。

【临床主治】小腹痛，泄泻，痢疾，乳痈，下肢痿痹，唇干。

【临床经验】配天枢、气海治疗腹痛。

【针刺艾灸】直刺 1 ～ 1.5 寸。

【穴位属性】小肠经下合穴。

40. 丰隆 Fēnglóng（图 4-33）

丰隆

歌　诀

外踝上八取丰隆，胫前嵴外二指横，

咳嗽痰多与哮喘，眩晕癫痫精神病。

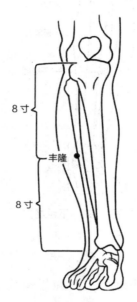

8寸

丰隆

8寸

图 4-33　丰隆穴

【穴位定位】小腿前外侧，外踝尖上 8 寸，条口外，距胫骨前缘二横指（中指）。

【穴位解剖】在趾长伸肌外侧和腓骨短肌之间；有胫前动脉分支；当腓浅神经处。

【临床主治】头痛，眩晕，痰多咳嗽，呕吐，便秘，水肿，癫狂病，下肢痿痹。

【临床经验】配风池治疗眩晕；配膻中、肺俞治痰多咳嗽。

【针刺艾灸】直刺 1 ～ 1.5 寸。

【穴位属性】足阳明经络穴。

临床治疗经验

严某，男，72 岁，农民，2005 年 7 月 9 日初诊。主诉大便秘结 3 年余。患者 3 年前渐发大便秘结，隔 3～5 日大便 1 次，粪便先硬后溏，无里急后重等症状。曾服酚酞、大黄、苏打片等药，但只能一时获效。伴倦怠乏力，胃纳不佳，口淡不渴，形寒肢冷，小便清长，舌淡胖苔白而润。证属脾胃虚寒，取丰隆穴治疗。操作方法：隔姜灸。取老姜数片，并在其中扎针孔数个，置于双侧丰隆穴，其上放大艾柱施灸，3～5 壮。隔日 1 次，10 次为 1 个疗程，治疗期间禁食生冷饮料。患者第 2 次来施灸时告曰，今晨已大便 1 次。共施灸 2 个疗程，大便正常且胃纳转佳，精神好转。

41. 解溪 Jiěxī

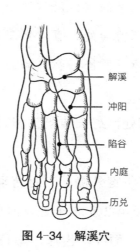

图 4-34 解溪穴

歌 诀

解溪足背上边，两踝连线中间，

跗长伸肌外缘，头痛面肿目眩，

癫狂腹胀便秘，关节周围疾患。

【穴位定位】足背与小腿交界处的横纹中央凹陷处，当跗长伸肌腱与趾长伸肌腱之间。

【穴位解剖】在踇长伸肌膜与趾长伸肌腱之间；有胫前动、静脉；浅部当腓浅神经，深层当腓深神经。

【临床主治】头痛，眩晕，癫狂，腹胀，便秘，下肢痿痹。

【临床经验】配阳陵泉、悬钟治疗下肢痿痹。

【针刺艾灸】直刺 0.5 ～ 1 寸。

【穴位属性】足阳明经所行为"经"。

42. 冲阳 Chōngyáng

歌　诀

冲阳足背最高点，解溪穴下一寸半，

足背动脉搏动处，直对第二跖骨间，

下肢瘫痪足背肿，齿痛癫狂与面瘫。

【穴位定位】足背最高处，踇长伸肌腱和趾长伸肌腱之间，足背动脉搏动处。

【穴位解剖】在趾长伸肌腱外侧；有足背动、静脉及足背静脉网；当腓浅神经的足背内侧皮神经第 2 支本干处，深层为腓深神经。

【临床主治】口眼㖞斜，面肿，齿痛，癫狂痫，胃病，足痿无力。

【临床经验】配大椎、丰隆治疗癫狂痫。

【针刺艾灸】避开动脉，直刺 0.3 ～ 0.5 寸。

【穴位属性】足阳明经所过为"原"。

43. 陷谷 Xiàngǔ

歌　诀

陷谷二三跖骨间，二骨结合前凹陷，

面部浮肿全身肿，腹痛肠鸣热无汗。

【穴位定位】足背，当第 2、3 跖骨结合部前方凹陷处。

【穴位解剖】有第 2 跖骨间肌；有足背静脉网；分布有足背内侧皮神经。

【临床主治】面目浮肿，水肿，肠鸣腹痛，足背肿痛。

【临床经验】配陷谷、上星、囟会、前顶、公孙治疗卒面肿。

【针刺艾灸】直刺 0.3 ～ 0.5 寸；可灸。

【穴位属性】足阳明经所注为“输”。

44. 内庭 Nèitíng

歌　诀

内庭足两间，胃脉是阳明，

针治四肢厥，喜静恶闻声，

遍身风瘾疹，伸欠及牙疼，

疟病不思食，针著便惺惺。

【穴位定位】足背当第 2、3 跖骨结合部前方凹陷处。

【穴位解剖】有足背静脉网；分布有腓浅神经足背支。

【临床主治】齿痛，咽喉肿病，口㖞，鼻衄，胃病吐酸，腹胀，泄泻，痢疾，便秘，热病，足背肿痛。

【临床经验】配合谷治疗齿痛；配地仓、颊车治疗口㖞。

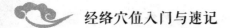

【针刺艾灸】直刺或斜刺 0.5 ～ 0.8 寸。

【穴位属性】足阳明经所过为"荥"。

45. 厉兑 Lìduì

歌　诀

厉兑第二趾末，去甲韭叶外侧，

鼻衄癔症晕厥，咽痛齿痛发热。

【穴位定位】足第 2 趾末节外侧，距趾甲角 0.1 寸。

【穴位解剖】有趾背动脉形成的动脉网；分布有腓浅神经的足背支。

【临床主治】鼻衄，齿痛，咽喉肿痛，腹胀，热病，多梦，癫狂，癔证。

【临床经验】配内关、神门治疗多梦。

【针刺艾灸】浅刺 0.1 寸。

【穴位属性】足阳明经所出为"井"。

四、足太阴脾经穴位

足太阴脾经从足走腹到胸，踝上 8 寸以下的部位主要循行在下肢内侧的中间，踝上 8 寸以上的部位主要循行在下肢内侧的前缘（图 4-35）。足太阴脾经上的腧穴分布于脾经循行所经过的足内侧、下肢内侧中间、前缘、腹胸部的第 3 侧线，侧胸部。

足太阴脾经循行歌

太阴脾起足大趾，循趾内侧白肉际，

股内前廉入腹中，属脾络胃上膈通，

过核骨后内踝前，上腨循胫膝股里，

挟咽连舌散舌下，支者从胃注心宫。

取穴时主要应掌握的解剖标志有：趾甲角、足内侧赤白肉际、第 1 跖趾关节、第 1 跖骨基底部、内踝尖、胫骨内侧面后缘、胫骨内侧髁、股四头肌内侧头、耻骨联合上缘、胸骨角、乳头、锁骨中点、肋间隙、腋中线等。

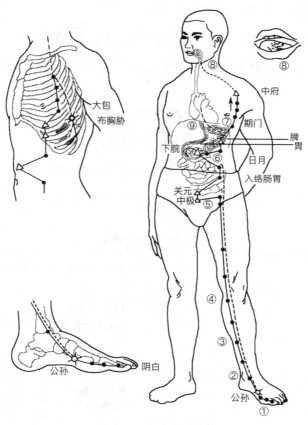

图 4-35　足太阴脾经循行

足太阴脾经经穴歌

足太阴脾由足踇，隐白先从内侧起，

大都太白继公孙，商丘直上三阴交，

漏谷地机阴陵泉，血海箕门冲门前，

府舍腹结大横上，腹哀食窦天溪连，

胸乡周荣大包尽，二十一穴太阴全。

位于脾经上的腧穴，从隐白至大包共 21 穴，其中：足部 5 穴（隐白、大都、太白、公孙、商丘），小腿部 4 穴（三阴交、漏谷、地机、阴陵泉），大腿部 2 穴（血海、箕门），腹部 5 穴（冲门、府舍、腹结、大横、腹哀），胸部 5 穴（食窦、天溪、胸乡、周荣、大包）。

本经腧穴可治疗脾、胃等消化系统病证，如胃痛、恶心呕吐、嗳气、腹胀、便溏、黄疸、身重无力、舌根强痛及下肢内侧肿痛、厥冷等，见表 4-4。

足太阴脾经主病歌

脾经主治消化，胃痛呕吐腹胀，

心烦嗳气黄疸，尿潴遗尿便溏，

痛经月经不调，沿经肿痛舌强。

表 4-4　足太阴脾经

主要器官与组织	免疫系统、内分泌系统、肌肉系统		
器官与组织功能（中医）	主运化（运化饮食水谷，运化水湿），主统血（统摄血液循行脉中，不致溢出脉外），主肌肉四肢	器官与组织功能（西医）	免疫与内分泌调节
亢进时出现的主要病证（中医）	食欲不振，胃胀，呕吐，足膝关节痛，足踇趾活动困难，不寐	亢进时出现的主要疾病（西医）	过敏性皮肤病，过敏性哮喘，急性溃疡病，慢性溃疡病复发，急性胃炎，风湿、类风湿等
衰弱时出现的主要病证（中医）	消化不好，胃胀气，排泄物积囤，上腹部疼痛，呕吐，肢倦乏力、麻木，腿部静脉曲张，嗜睡，皮肤损伤	衰弱时出现的主要疾病（西医）	慢性过敏性皮肤病，慢性过敏性哮喘，慢性溃疡病，慢性肾功能不全，糖尿病，癌，各种慢性消耗性疾病

1. 隐白 Yǐnbái（图 4-36）

歌　诀

隐白大趾内侧边，趾甲角后韭叶宽，

月经不调灸此穴，腹胀腹痛便血顽，

崩漏惊风精神病，昏厥瘛证与失眠。

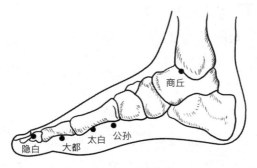

图 4-36　隐白穴

【穴位定位】足大趾末节内侧，距趾甲角 0.1 寸。

【穴位解剖】有趾背动脉；分布有腓浅神经的足背支及足底内侧神经。

【临床主治】腹胀，便血，尿血，月经过多，崩漏，癫狂，多梦，惊风，昏厥，瘛证，不寐。

【临床经验】配地机、三阴交治疗出血证。

【针刺艾灸】浅刺 0.1 寸。

【穴位属性】足太阴经所出为"井"。

2. 大都 Dàdū

歌　诀

大趾内侧取大都，跖趾关节前下部，

胃痛腹胀与呕吐，高热无汗冷手足。

【穴位定位】足内侧缘，足大趾本节（第 1 跖趾关节）前下方赤白肉际凹陷处。

【穴位解剖】在踇展肌止点；有足底内侧动、静脉的分支；分布有足底内侧神经的趾底固有神经。

【临床主治】腹胀，胃痛，呕吐，泄泻，便秘，热病，手足发冷。

【临床经验】配足三理治疗腹胀。

【针刺艾灸】直刺 0.3 ～ 0.5 寸。

【穴位属性】足太阴经所溜为"荥"。

3. 太白 Tàibái

歌　诀

太白足内近足底，跖骨小头后下取，

胃痛腹胀与肠鸣，便秘泄泻脚气重。

【穴位定位】足内侧缘，足大趾本节（第 1 跖骨关节）后下方赤白肉际凹陷处。

【穴位解剖】在踇展肌中；有足背静脉网、足底内侧动脉及足跗内侧动脉分支；分布有隐神经及腓浅神经分支。

【临床主治】胃痛，腹胀，肠鸣，泄泻，便秘，痔漏，脚气，身体沉重关节痛。

【临床经验】配中脘、足三里治疗胃痛。

【针刺艾灸】直刺 0.5 ～ 0.8 寸。

【穴位属性】足太阴经所注为"输"；脾经原穴。

4. 公孙 Gōngsūn

歌　诀

公孙穴居足内缘，第 1 跖骨底下前，

胃痛腹痛与吐泻，月经不调内膜炎，

足踝疼痛头面肿，癫狂心烦与失眠。

【穴位定位】足内侧缘，第 1 跖骨基底部的前下方。

【穴位解剖】在踇展肌中；有跗内侧动脉分支及足背静脉网；分布有

隐神经及腓浅神经分支。

【临床主治】胃痛，呕吐，腹痛，泄泻，痢疾，足踝痛，头面肿，癫狂，心烦不寐，月经不调。

【临床经验】配中脘、内关治疗胃酸过多、胃痛。

【针刺艾灸】直刺 0.6 ～ 1.2 寸。

【穴位属性】①足太阴经络穴；八脉交会穴之一，通于冲脉。②据报道，对消化性溃疡患者进行 X 线胃肠检查时，观察到针刺内关、足三里对胃蠕动多有增强作用，尤以足三里为最为明显，而针刺公孙则胃蠕动多减弱。针刺公孙、内关、梁丘等穴有抑制胃酸分泌的作用。

5. 商丘 Shāngqiū

歌　诀

商丘位于足内面，内踝前下方凹陷，

腹胀肠鸣与腹泻，胃痛便秘及黄疸。

【穴位定位】足内踝前下方凹陷中，舟骨结节与内踝尖连线的中点处。

【穴位解剖】有跗内侧动脉、大隐静脉；分布有隐神经及腓浅神经分支丛。

【临床主治】腹胀，肠鸣，泄泻，便秘，黄疸，足踝痛。

【临床经验】配气海、足三里治疗腹胀肠鸣。

【针刺艾灸】直刺 0.5 ～ 0.8 寸。

【穴位属性】足太阴经所行为"经"。

6. 三阴交 Sānyīnjiāo（图 4-37）

歌　诀

内踝上三三阴交，胫骨内缘后方凹，

119

消化不良腹痛泻，痛经闭经经不调，

子宫脱垂与滞产，阳痿遗精滒遗尿，

下肢痿痹神经炎，神经衰弱外阴瘙。

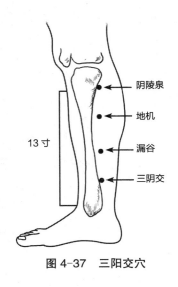

图 4-37　三阳交穴

【穴位定位】小腿内侧足内踝尖上 3 寸，胫骨内侧缘后方。

【穴位解剖】在胫骨后缘和比目鱼肌之间，深层有屈趾长肌；有大隐静脉及胫后动、静脉；分布有小腿内侧皮神经，深层后方有胫神经。

【临床主治】肠鸣腹胀，泄泻，月经不调，带下，阴挺，不孕，滞产，遗精，阳痿，遗尿，疝气，不寐，下肢痿痹，脚气。

【临床经验】配足三理治疗肠鸣泄泻；配中极治疗月经不调；配子宫治疗阴挺；配大敦治疝气；配内关、神门治疗不寐。

【针刺艾灸】直刺 1～1.5 寸。

【穴位属性】①足太阴、少阴、厥阴经交会穴。②孕妇禁针。

临床治疗经验

周某，女，53 岁，职员。有糖尿病病史 8 年，近来症状加剧，口渴喜凉饮，善饥多尿,少气懒言,长期服用降糖药。检查:空腹血糖 8.7mmol/L,面色萎黄,舌红苔薄,脉细数无力。诊断：2 型糖尿病。治疗：继续服用降糖药,并针刺双侧三阴交穴,行平补平泻,每日 1 次,每次 30 分钟,10 次为 1 个疗程。针刺 4 疗程后,查空腹血糖为 6.5mmol/L。又针刺 1 疗程,测量空腹血糖降至 5.5mmol/L,且诸证均有所减轻。随访 3 个月,血糖稳定。

7. 漏谷 Lòugǔ

歌　诀

漏谷胫骨后缘找,三阴交穴上三四,
腹胀肠鸣与遗精,下肢麻痹腿膝冷。

【穴位定位】小腿内侧内踝尖与阴陵泉的连线上,距内踝尖 6 寸,三阴交穴上 3 寸,胫骨内侧缘后方。

【穴位解剖】在胫骨后缘与比目鱼肌之间,深层有屈趾长肌;有大隐静脉及肢后动、静脉;分布有小腿内侧皮神经,深层内侧后方有胫神经。

【临床主治】腹胀,肠鸣,小便不利,遗精,下肢痿痹。

【临床经验】配足三里治疗腹胀肠鸣。

【针刺艾灸】直刺 1 ～ 1.5 寸。

8. 地机 Dìjī

歌　诀

地机阴陵泉下三,阴陵泉穴连踝尖,
月经不调与痛经,遗精水肿食不甘。

【穴位定位】小腿内侧内踝尖与阴陵泉的连线上,阴陵泉下 3 寸。

【穴位解剖】在胫骨后缘与比目鱼肌之间;前方有大隐静脉及膝最上

动脉的末支，深层有胫后动、静脉；分布有小腿内侧皮神经，深层后方有胫神经。

【临床主治】腹痛，泄泻，小便不利，水肿，月经不调，痛经，遗精。

【临床经验】配三阴交治疗痛经；配隐白治疗崩漏。

【针刺艾灸】直刺 1 ～ 1.5 寸。

【穴位属性】足太阴经郄穴。

临床治疗经验

李某，男，42 岁，2004 年 7 月就诊。患者左胸胁疼痛 1 周。1 周前因用力而致左胸胁不适，隐隐作痛，曾在当地医院口服三七片，外用追风膏，近 3 天疼痛加剧，咳引胁痛，转侧活动受限，无寒热。查心肺（－），X 摄片无异常。选同侧地机穴，用同上针刺方法，配阳陵泉穴（腓骨小头前下方凹陷处），接通电源，留针 30 分钟，嘱患者作深吸气运动，针后患者痛觉逐渐缓解。继续针 5 天痊愈。

按：该患者胸胁痛是由于外力作用而致胸胁脉络损伤，气血不畅，瘀血停滞而致。治疗以行气活血为主。地机穴能行气活血、解痉镇痛，还可健脾气、统血摄血。配筋会之阳陵泉穴能行肝胆之气，舒筋和络，缓急镇痛。两穴相配，共奏疏肝益脾，和营通络之功，病遂自愈。

9. 阴陵泉 Yīnlíngquán

歌 诀

胫骨内缘阴陵泉，内上髁下寻凹陷，

尿路感染遗留尿，痢疾腹泻与黄疸。

【穴位定位】小腿内侧胫骨内侧髁后下方凹陷处。

【穴位解剖】在胫骨后缘和腓肠肌之间，比目鱼肌起点上；前方有大隐静脉，膝最上动脉，最深层有胫后动、静脉；布有小腿内侧皮神经本干，最深层有胫神经。

【临床主治】腹胀，泄泻，水肿，黄疸，小便不利或失禁，膝痛。

【临床经验】配肝俞、至阳治黄疸；阴陵泉透阳陵泉治膝痛。

【针刺艾灸】直刺 1 ～ 2 寸。

【穴位属性】足太阴经所入为"合"。

临床治疗经验

肖某，男，3 岁，下肢痿软 3 个月。于发热数天后出现右下肢痿软、跛行，易跌倒，活动患肢无痛苦表情。曾服中西药治疗无明显疗效。辨证：经脉失调，经筋不用之痿证。治以强壮筋脉，取右阴陵泉、阳陵泉，针用补法。以 2 寸毫针，徐徐进针，直刺 1.5 寸，二穴得气后施小幅度提插、捻转手法，针下出现和缓的沉紧感时，留针 30 分钟，每 10 分钟行针 1 次，隔日治疗 1 次。治疗 5 次后下肢痿软减轻，11 次后获得显效，又治疗 2 次巩固疗效。

按：本病属"痿证"范畴，治宜舒筋活血通络。阳陵泉为"筋会"，阴陵泉属足太阴脾经，脾主肌肉、四肢，二穴配伍，可激发经络之气，达到舒筋、活血、通络及强壮筋脉的目的。

10. 血海 Xuèhǎi（图 4-38）

歌　诀

大腿内下血海寻，髌内上缘上二寸，
月经不调月经多，痛经尿血荨麻疹，
下肢湿疹高血压，疟疾膝痛关节炎。

血海

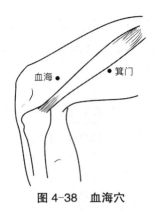

图 4-38　血海穴

【穴位定位】屈膝大腿内侧，髌底内侧端上 2 寸，当股四头肌内侧头的隆起处。

【简便取穴法】患者屈膝，医者以左手掌心按于患者右膝髌骨上缘，二至五指向上伸直，拇指约呈 45°斜置，拇指尖下是穴。对侧取法仿此。

【穴位解剖】在股骨内上髁上缘，股内侧肌中间；有股动、静脉肌支；分布有股前皮神经及股神经肌支。

【临床主治】月经不调，崩漏，经闭，瘾疹，湿疹，丹毒。

【临床经验】配三阴交治疗月经不调；配曲池治疗瘾疹。

【针刺艾灸】直刺 1 ～ 1.5 寸。

临床治疗经验

刘某，女，19 岁，2004 年 12 月 2 日就诊。3 年来每逢冬季天冷则双手背、足背、膝部等处皮肤出现红色皮疹及红斑，洗冷水后加重，夜间瘙痒明显，直至天气转暖才渐渐消退。经其他医院皮肤科诊断为寒冷性红斑，曾经内服外用西药均无效，现求于针灸治疗。治疗方法：取双侧血海穴，直刺 1 寸左右，进针得气后行大幅度提插、捻转泻法，有强烈酸胀感，留针 30 分钟。当晚痒感明显减轻。继续治疗，每天 1 次，5 天后斑疹已基本消退。治疗 14 次后痊愈，随访未再复发。

按：针刺血海穴对血液的高凝聚状态、毛细血管的形态以及血流状态有不同程度的影响，能促进血液运行，改善微循环。

11. 箕门 Jīmén

歌　诀

箕门缝匠肌内缘，血海穴上六寸边，

阴囊湿疹遗留尿，下肢麻痹与遗尿。

【穴位定位】大腿内侧血海与冲门连线上，血海上 6 寸。

【穴位解剖】在缝匠肌内侧缘，深层有大收肌；有大隐静脉，深层之外有股动、静脉；分布有股前皮神经，深部有隐神经。

【临床主治】小便不利，遗尿，腹股沟肿痛，下肢麻痹。

【临床经验】配太冲治疗腹股沟痛。

【针刺艾灸】避开动脉，直刺 0.5 ～ 1 寸。

12. 冲门 Chōngmén（图 4-39）

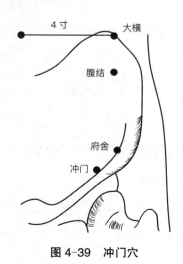

图 4-39　冲门穴

歌　诀

冲门腹股沟上属，曲骨旁开三寸五，

腹痛疝气及痔疮，小便不利妊娠浮。

【穴位定位】腹股沟外侧，距耻骨联合上缘中点3.5寸，当髂外动脉搏动处的外侧。

【穴位解剖】在腹股沟韧带中点外侧的上方，在腹外斜肌腱膜及内斜肌下部；内侧为股动、静脉；分布有股神经。

【临床主治】腹痛，疝气，崩漏，带下，小便不利，痔。

【临床经验】配大敦治疗疝气。

【针刺艾灸】避开动脉，直刺0.5～1寸。

【穴位属性】足太阴、厥阴经交会穴。

13. 府舍 Fǔshè

歌　诀

府舍冲门零点七，中线旁开四寸倚，

腹痛积聚心腹满，阑尾疝气与便秘。

【穴位定位】下腹部脐中下4寸，冲门上方0.7寸，距前正中线4寸。

【穴位解剖】在腹股沟韧带上方外侧，腹外斜肌腱膜及腹内斜肌下部，深层为腹横肌下部；有腹壁浅动脉及肋间动、静脉；分布有髂腹股沟神经（右为盲肠下部，左为乙状结肠下部）。

【临床主治】腹痛，疝气，积聚，便秘。

【临床经验】配气海治疗腹痛。

【针刺艾灸】直刺1～1.5寸。

【穴位属性】足太阴、厥阴经与阴维脉交会穴。

14. 腹结 Fùjié

歌　诀

腹结中旁四寸点，大横穴下一寸三，
脐周疼痛及疝气，胸痛咳逆腹泻寒。

【穴位定位】下腹部大横下 1.3 寸，距前正中线 4 寸。

【穴位解剖】在腹内、外斜肌及腹横肌肌部；有第 11 肋间动、静脉；分布有第 11 肋间神经。

【临床主治】腹痛，脐周痛，泄泻，疝气，胸痛，咳逆，腹泻。

【临床经验】配气海、天枢治疗腹痛。

【刺灸法】直刺 1 ～ 2 寸。

15. 大横 Dàhéng

歌　诀

脐旁四寸定大横，调理胃肠此穴灵，
腹痛腹泻与便秘，肠炎痢疾寄生虫。

【穴位定位】腹中部距脐中 4 寸。

【穴位解剖】在腹外斜肌肌部及腹横肌肌部；有第 11 肋间动、静脉；分布有第 12 肋间神经。

【临床主治】泄泻，便秘，腹痛，痢疾，驱虫。

【临床经验】配天枢、足三里治疗腹痛。

【针刺艾灸】直刺 1 ～ 2 寸。

【穴位属性】足太阴与阴维脉交会穴。

16. 腹哀 Fùāi（图 4-40）

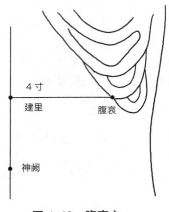

图 4-40　腹哀穴

歌　诀

腹哀大横穴上三，正中旁开四寸边，

消化不良或便秘，便带脓血腹痛顽。

【穴位定位】上腹部脐中上 3 寸，距前正中线 4 寸。

【穴位解剖】在腹内、外斜肌及腹横肌肌部；有第 8 肋间动、静脉；分布有第 8 肋间神经。

【临床主治】消化不良，腹痛，便秘，痢疾。

【临床经验】配气海治疗肠鸣。

【针刺艾灸】直刺 1～1.5 寸。

【穴位属性】足太阴与阴维脉交会穴。

17. 食窦 Shídòu（图 4-41）

歌　诀

食窦穴居五肋间，正中旁开六寸沿，

胸胁胀痛有痰饮，反胃腹胀胸膜炎。

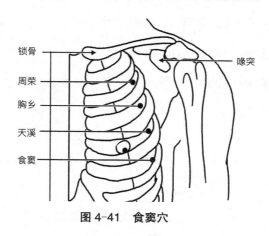

图 4-41　食窦穴

【穴位定位】胸外侧部当第 5 肋间隙，距前正中线 6 寸。

【穴位解剖】在第 5 肋间隙，前锯肌中，深层有肋间内、外肌；有胸外侧动、静脉及胸腹壁动、静脉；分布有第 5 肋间神经外侧皮支。

【临床主治】胸胁胀痛，嗳气，反胃，腹胀，水肿。

【临床经验】配膻中治疗胸胁胀痛。

【针刺艾灸】斜刺或向外平刺 0.5 ～ 0.8 寸。

【穴位属性】本经食窦至大包诸穴，深部为肺，不可深刺。

18. 天溪 Tiānxī

歌　诀

天溪穴居四肋间，正中旁开六寸沿，

咳嗽胸痛胸中满，乳汁不足乳腺炎。

【穴位定位】胸外侧部第 4 肋间隙，距前正中线 6 寸。

【穴位解剖】在第 4 肋间隙，胸大肌外下缘，下层为前锯肌，再深层为肋间内、外肌；有胸外侧动、静脉分支及胸腹壁动、静脉和第 4 肋间动、静脉；分布有第 4 肋间神经。

【临床主治】胸胁痛，咳嗽，乳痛，乳汁少。

【临床经验】配膻中治疗法胸胁痛。

【针刺艾灸】斜刺或向外平刺 0.5～0.8 寸。

19. 胸乡 Xiōngxiāng

歌　诀

胸乡穴居三肋间，正中旁开六寸沿，

胸胁胀痛或咳喘，肋间神经胸膜炎。

【穴位定位】胸外侧部第 3 肋间隙，距前正中线 6 寸。

【穴位解剖】在第 3 肋间隙，胸大肌、胸小肌外缘，前锯肌中，下层为肋间内、外肌；有胸外侧动、静脉及第 3 肋间动、静脉；分布有第 3 肋间神经。

【临床主治】胸胁胀痛，咳喘，肋间神经痛。

【临床经验】配膻中治疗胸胁胀痛。

【针刺艾灸】斜刺或向外平刺 0.5～0.8 寸。

20. 周荣 Zhōuróng

歌　诀

周荣穴居二肋间，正中旁开六寸沿，

胸胁胀痛难俯仰，咳嗽气逆气管炎。

【穴位定位】胸外侧部第 2 肋间隙，距前正中线 6 寸。

【穴位解剖】在第 2 间隙，胸大肌中，下层为胸小肌，肋间内、外肌；有胸外侧动、静脉，第 2 肋间动、静脉；布有胸前神经分叉，正当第 1 肋间神经。

【临床主治】咳嗽，气逆，胸胁胀满。

【临床经验】配膻中治疗胸胁胀满。

【针刺艾灸】斜刺或向外平刺 0.5 ～ 0.8 寸。

21. 大包 Dàbāo（图 4-42）

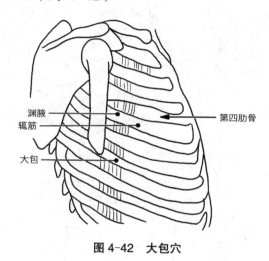

渊腋
辄筋
大包
第四肋骨

图 4-42　大包穴

歌　诀

腋中线上大包，第六肋间相交，

胸胁疼痛哮喘，四肢无力身软。

【穴位定位】侧胸部腋中线上，当第 6 肋间隙处。

【穴位解剖】在第 6 肋间隙，前锯肌中；有胸背动、静脉及第 6 肋间动、静脉；分布有第 6 肋间神经，当胸长神经直系的末端。

【临床主治】气喘，胸胁病，全身疼痛，四肢无力。

【临床经验】配足三里治疗四肢无力。

【针刺艾灸】斜刺或向后平刺 0.5 ～ 0.8 寸。

【穴位属性】脾之大络。

五、手少阴心经穴位

手少阴心经从胸走手，主要循行在上肢内侧后缘。心经上的腧穴主要分布于心经循行所经过的腋窝、上肢内侧的后缘、掌中及手部（图4-43）。

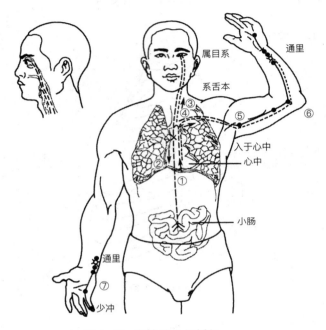

图4-43　手少阴心经循行

手少阴心经循行歌

手少阴脉起心中，下膈直络小肠呈，

下腋循归后廉出，太阴心主之后行，

支者挟咽系目系，直从心系上肺腾，

下肘循臂抵掌后，锐骨之端小指停。

手少阴心经取穴时主要应掌握的定位标志有：腋窝正中、腋动脉、肱二头肌、肱二头肌肌腱、尺侧腕屈肌腱、腕横纹、掌指关节、指甲角等。位于手少阴心经上的腧穴，从极泉至少冲共9穴，其中：上臂部2穴（极泉、青灵），前臂部 5 穴（少海、灵道、通里、阴郄、神门），手部 2 穴（少府、少冲）。

手少阴心经经穴歌

九穴心经手少阴，极泉青灵少海深，

灵道通里阴郄穴，神门少府少冲寻。

手少阴心所属穴位有：极泉、青灵、少海、灵道、通里、阴郄、神门、少府、少冲。

本经腧穴可主治胸、心、循环系统病症、神经精神系统病症，以及经脉循行所经过部位的病症，如心痛、心悸、不寐、咽干、口渴、癫狂及上肢内侧后缘疼痛等，见表 4-5。

表 4-5　手少阴心经

主要器官与组织	头、脑、神志、心血管		
器官与组织功能（中医）	受纳、腐熟水谷，胃主和降	器官与组织功能（西医）	精神神志状态，心脏活动，循环功能
亢进时出现的主要病证（中医）	运动过后心悸、呼吸困难、面色苍白，处在压力状态下，有压迫感、忧郁，内侧肩麻木，血液循环不足引起晕眩	亢进时出现的主要疾病（西医）	植物神经失调，更年期综合征，心血管功能异常，少数为心脏血管器质性病变
衰弱时出现的主要病证（中医）	胸口痛，肩与前臂痛，四肢关节重，胸口沉闷，口干	衰弱时出现的主要疾病（西医）	与植物神经失调、器质性心血管疾病有关

手少阴心经主病歌

少阴心经治心病，心律不齐心绞痛，

心动过速与过缓，癫痫癔症精神病，

不寐健忘与昏迷，沿经胸疼与臂疼。

133

1. 极泉 Jíquán（图 4-44）

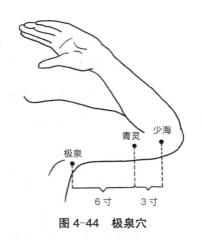

少泽

图 4-44 极泉穴

歌　诀

腋窝正中取极泉，位居腋动脉旁边，

心痛咽干胸胁痛，肩臂疼痛不举肩。

【穴位定位】腋窝顶点，腋动脉搏动处。

【穴位解剖】在胸大肌的外下缘，深层为喙肱肌，外侧为腋动脉；分布有尺神经、正中神经、前臂内侧皮神经及臂内侧皮神经。

【临床主治】心痛，咽干烦渴，胁肋痛，瘰疬，肩臂痛。

【临床经验】配肩髃、曲池治肩臂痛。

【针刺艾灸】避开腋动脉，直刺或斜刺 0.3 ～ 0.5 寸。

2. 青灵 Qīnglíng

歌　诀

肱二头肌内侧沟，极泉少海连着三，

肩臂疼痛不能举，胸胁疼痛目黄连。

【穴位定位】臂内侧极泉与少海的连线上，肘横纹上 3 寸，肱二头肌的内侧沟中。

【穴位解剖】当肱二头肌内侧沟处，有肱三头肌；有贵要静脉、尺侧上副动脉；分布有前臂内侧皮神经、尺神经。

【临床主治】头痛，目黄，胁痛，肩臂痛。

【临床经验】配肩髃、曲池治肩臂痛。

【针刺艾灸】直刺 0.5 ～ 1 寸。

3. 少海 Shàohǎi（图 4-45）

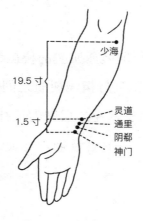

少泽

图 4-45 少海穴

歌 诀

肘窝横纹尺侧端，肱骨外上髁之间。

屈肘定穴取少海，清心宁神兼化痰，

头项疼痛腋胁痛，瘰疬手颤与癫痫。

【穴位定位】屈肘，当肘横纹内侧端与肱骨内上髁连线的中点处。

【穴位解剖】有旋前圆肌、肱肌；有贵要静脉、尺侧上下副动脉、尺返动脉；分布有前臂内侧皮神经，外前方有正中神经。

【临床主治】心痛，肘臂挛痛，瘰疬，头项痛，腋胁痛。

【临床经验】配曲池治疗肘臂挛痛。

【针刺艾灸】直刺 0.5～1 寸。

【穴位属性】手少阴经所入为"合"。

4. 灵道 Língdào

歌　诀

腕纹往上一寸半，尺腕屈肌桡侧畔，

肘臂挛痛关节痛，暴喑癔证与心痛。

【穴位定位】前臂掌侧尺侧腕屈肌腱的桡侧缘，腕横纹上 1.5 寸。

【穴位解剖】在尺侧腕屈肌与指浅屈肌之间，深层为指深屈肌；有尺动脉通过；分布有前臂内侧皮神经，尺侧为尺神经。

【临床主治】心痛，暴喑，肘臂挛痛，癔证。

【临床经验】配心俞治疗心痛。

【针刺艾灸】直刺 0.3～0.5 寸。

【穴位属性】手少阴经所行为"经"。

5. 通里 Tōnglǐ

歌　诀

通里腕侧后，度量一寸中，

善呻并数欠，懊㦚及心忪，

实即四肢肿，喉间气难通，

虚则不能语，苦呕痛连胸，

肘膊连臑痛，头腮面颊红，

针入三分妙，神功甚不穷。

【穴位定位】前臂掌侧尺侧腕屈肌腱的桡侧缘，腕横纹上 1 寸。

【穴位解剖】在尺侧腕屈肌与指浅屈肌之间，深层为指深屈肌；有尺动脉通过；分布有前臂内侧皮神经，尺侧为尺神经。

【临床主治】心悸，怔忡，暴喑，舌强不语，腕臂痛。

【临床经验】配廉泉、哑门治疗不语。

【针刺艾灸】直刺 0.3 ～ 0.5 寸。

【穴位属性】手少阴经络穴。

临床治疗经验

李某，女，77 岁。呃逆频繁发作周余，声音低沉，无法正常进食、入睡，曾经试服中药，却因为呃逆频发而食后即吐，无法食入，只好放弃。现在想用针灸治疗。查体：神疲乏力，呃逆连连，痛苦不堪。治疗方法：取双手腕内侧的通里穴，常规消毒皮肤后，用 1.5 寸长毫针由通里穴垂直进针，针尖进入皮下后呈 15° 沿手少阴心经透过神门穴（腕横纹尺侧端，尺侧腕屈肌腱的桡侧凹陷处。）有酸胀感即为得气，另外，加配内关穴（位于前臂正中，腕横纹上 2 寸，在桡侧腕屈肌腱与掌长肌腱之间），留针 30 分钟。在进行针刺治疗 15 分钟时呃逆即停止。

按：心经与呃逆病关系密切，手少阴心经是通过横膈下行连络小肠，与现代医学解剖学的食管下段与膈肌有交感、副交感神经正好吻合，如迷走神经兴奋便会引起膈肌痉挛，而取通里、神门、内关能调节迷走神经的兴奋性，平心气，降胃气，故呃逆止而病愈。

6. 阴郄 Yīnxì

歌　诀

神门上半阴郄及，心痛惊悸律不齐，

神经衰弱与盗汗，胃痛霍乱肺痨疾。

【穴位定位】前臂掌侧尺侧腕屈肌腱的桡侧缘，腕横纹上 0.5 寸。

【穴位解剖】在尺侧腕屈肌与指浅屈肌之间，深层为指深屈肌；有尺动脉通过；分布有前臂内侧皮神经，尺侧为尺神经。

【临床主治】心痛，惊悸，骨蒸盗汗，吐血，衄血，暴喑，胃痛，霍乱，肺痨。

【临床经验】配心俞、巨阙治疗心痛；配大椎治疗阴虚盗汗。

【针刺艾灸】直刺 0.3 ～ 0.5 寸。

【穴位属性】手少阴经郄穴。

7. 神门 Shénmén

歌 诀

神门腕部一横纹，尺腕屈肌桡侧寻，

不寐健忘癫狂痫，惊悸怔忡胸胁痛。

神门

【穴位定位】腕部腕掌侧横纹尺侧端，尺侧腕屈肌腱的桡侧凹陷处。

【穴位解剖】在尺侧腕屈肌与指浅屈肌之间，深层为指深屈肌；有尺动脉通过；分布有前臂内侧皮神经，尺侧为尺神经。

【临床主治】心病，心烦，惊悸，怔忡，健忘，不寐，癫狂痫，胸胁痛。

【临床经验】配内关、心俞治心痛；配内关、三阳交治疗健忘、不寐。

【针刺艾灸】直刺 0.3 ～ 0.5 寸。

【穴位属性】①手少阴经所注为"输"，心经原穴。②给狗注射垂体素造成垂体性高血压，针刺神门穴有明显的降压作用；针刺癫痫患者的神门、阴郄、通里、百会、大陵等穴，可使部分癫痫大发作患者脑电图趋向规则或使病理性脑电波电位降低。

8. 少府 Shàofǔ（图 4-46）

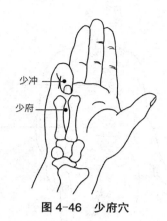

图 4-46 少府穴

歌 诀

握拳指间对掌心，少府四五掌间寻，

心悸胸痛神衰弱，心律不齐绞痛心，

小便不利阴痛痒，遗尿掌热指不伸。

【穴位定位】手掌面，第 4、第 5 掌骨之间，握拳时，当小指尖处。

【穴位解剖】在第 4、第 5 掌骨间，有第 4 蚓状肌及指浅、深屈肌腱，深部为骨间肌；有指掌侧总动、静脉；分布有第 4 指掌侧固有神经。

【临床主治】心悸，胸痛，小便不利，遗尿，阴痒痛，小指挛痛。

【临床经验】配内关治疗心悸。

【针刺艾灸】直刺 0.3 ～ 0.5 寸。

【穴位属性】手少阴经所溜为"荥"。

六、手太阳小肠经穴位

手太阳小肠经从手走头，主要循行在上肢外侧的后缘。小肠经上的腧穴分布于小肠经循行所经过的手部、上肢外侧后缘、肩胛部、颈部、面部（图 4-47）。

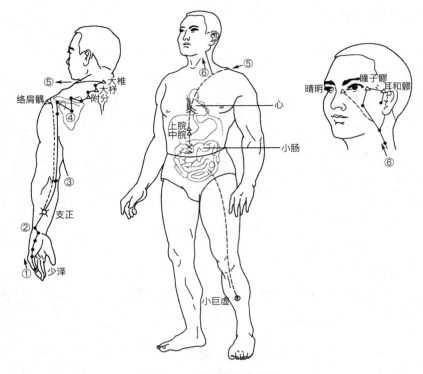

图 4-47　手太阳小肠经

手太阳小肠经循行歌

手太阳经小肠脉，小指之端起少泽，

下膈抵胃属小肠，支从缺盆上颈颊，

循手上腕出踝中，上臂骨出肘内侧，

至目锐眦入耳中，支者别颊斜上颐，

两筋之间归后廉，出肩解而绕肩胛，

抵鼻至于目内眦，络颧与足太阳接，

交肩之上入缺盆，直络心中循咽嗌。

手太阳小肠经取穴时主要应掌握的解剖标志有：指甲角、第 5 掌指
关节、钩骨、三角骨、尺骨茎突、尺骨小头、尺骨鹰嘴、肱骨内上髁、

肩胛冈、肩峰、冈下窝、冈上窝、第 1 胸椎、第 7 颈椎、胸锁乳突肌、下颌角、目外眦、颧骨、耳屏等。

位于小肠经上的腧穴，从少泽至听宫共 19 穴，其中：手部 5 穴（少泽、前谷、后溪、腕骨、阳谷），前臂部 3 穴（养老、支正、小海），肩背部 7 穴（肩贞、臑俞、天宗、秉风、曲垣、肩外俞、肩中俞），颈部 2 穴（天窗、天容），面部 2 穴（颧髎、听宫）。

手太阳小肠经经穴歌

小肠经穴一十九，少泽前谷后溪走，

腕骨阳谷养老穴，支正小海外辅肘，

肩贞臑俞接天宗，髎外秉风曲垣首，

肩外俞连肩中俞，天窗乃与天容偶，

颧骨弓下是颧髎，听宫耳屏前面求。

本经腧穴可主治腹部小肠与胸、心、咽喉病症，神经方面病症，头、颈、眼、耳病症，热病和本经脉所经过部位的病证，如少腹痛、腰脊痛引睾丸、耳聋、目黄、咽喉肿痛、癫狂及肩臂外侧后缘痛等（表 4-6）。

表 4-6　手太阳小肠经

主要器官与组织	十二指肠、空肠、回肠、肩		
器官与组织功能（中医）	受盛化物，分清别浊	器官与组织功能（西医）	消化吸收
亢进时出现的主要病证（中医）	颈、后脑、太阳穴至耳痛，肚脐与下腹部痛，便秘，后肩胛至臂外后廉痛	亢进时出现的主要疾病（西医）	急性十二指肠炎，急性十二指肠溃疡，肠功能亢进，腹泻，肩周炎等
衰弱时出现的主要病证（中医）	颌、颈浮肿，耳鸣，听力减退，呕吐，腹泻，手虚弱寒冷，身疲，虚弱证	衰弱时出现的主要疾病（西医）	慢性十二指肠炎，慢性十二指肠溃疡，肠功能减退，消化不良等

<h2 style="text-align:center">手太阳小肠经主病歌</h2>

头枕项背肩胛痛，眼病耳病循经病。

1. 少泽 Shàozé（图 4-48）

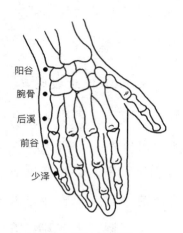

少泽

图 4-48　少泽穴

<h3 style="text-align:center">歌　诀</h3>

小指尺侧少泽取，距指甲角韭叶许，

乳少乳痛咽喉痛，指端麻木与昏迷。

【穴位定位】小指末节尺侧距指甲角 0.1 寸。

【穴位解剖】有指掌侧固有动、静脉，指背动脉形成的动、静脉网；分布有尺神经手背支。

【临床主治】头痛，目翳，咽喉肿痛，乳痈，乳汁少，昏迷，热病。

【临床经验】配膻中、乳根治疗乳汁少、乳痈。

【针刺艾灸】浅刺 0.1 寸或点刺出血。

【穴位属性】手太阳经所出为"井"。

临床治疗经验

李某，女，30 岁，经确诊患有乳腺炎。采用少泽血放穴治疗，每日 1 次，左右手交替，配合合谷、曲池毫针刺法，每日 1 次，捻转得气，气趋病所。每次留针 30 分钟，5 分钟行针 1 次，1 个疗程（10 次）后基本获愈。

2. 前谷 Qiángǔ（图 4-49）

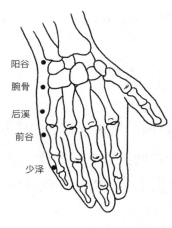

图 4-49　前谷穴

歌　诀

前谷小指尺侧找，掌指关节前下凹，

热病臂痛手指麻，目痛头痛乳汁少。

【穴位定位】手掌尺侧，微握拳，小指本节（第 5 指掌关节）前的掌指横纹头赤白肉际。

【穴位解剖】有指背动、静脉；分布有尺神经手背支。

【临床主治】头痛，目痛，耳鸣，咽喉肿痛，乳汁少，热病，手指麻木。

【临床经验】配耳门、翳风治疗耳鸣。

【针刺艾灸】直刺 0.3 ～ 0.5 寸。

【穴位属性】手太阳经所溜为"荥"。

3. 后溪 Hòuxī

歌　诀

小指本节上后溪，握拳横纹尽处取，

头痛耳聋兼耳鸣，落枕腰伤肩胛疾，

神经衰弱神分裂，坐骨神经癫痫癔。

【穴位定位】手掌尺侧，微握拳，小指本节（第5指掌关节）后的远侧掌横纹头赤白肉际。

【穴位解剖】在小指尺侧，第5掌骨小头后方，当小指展肌起点外缘；有指背动、静脉及手背静脉网；分布有尺神经手背支。

【临床主治】头项强痛，目赤，耳聋，咽喉肿痛，腰背痛，癫狂痫，疟疾，手指及肘臂挛痛。

【临床经验】配列缺、悬钟治疗项强痛；配水沟（人中）治急性腰扭伤。

【针刺艾灸】直刺0.5～1寸。

【穴位属性】手太阳经所注为"输"；八脉交会穴之一，通督脉。

临床治疗经验

柴某，28岁，工人。平素性格内向，有癔病史多年。2005年4月8日就诊，因与同事争吵后癔症发作，见目光呆滞、默默不语、表情淡漠、问话不答，伴有不同程度的肌肉抽搐。查体无明显阳性体征。给予直刺双侧后溪穴1寸，强刺激，留针10分钟，隔日1次。共针7次，随访至今未复发。

4. 腕骨 Wàngǔ

歌　诀

腕骨手掌尺侧凹，第五掌骨接三角，

头痛项强黄疸病，指挛腕痛耳鸣病。

【穴位定位】手掌尺侧，第 5 掌骨基底与钩骨之间的凹陷处，赤白肉际。

【穴位解剖】在手背尺侧，小指展肌起点外缘；有腕背侧动脉（尺动脉分支）、手背静脉网；分布有尺神经手背支。

【临床主治】头项强痛，耳鸣，目翳，黄疸，热病，疟疾，指挛腕痛。

【临床经验】配阳陵泉、肝俞、胆俞治疗黄疸。

【针刺艾灸】直刺 0.3 ～ 0.5 寸。

【穴位属性】手太阳经所过为"原"。

5. 阳谷 Yánggǔ

歌　诀

关节尺侧取阳谷，三角骨接尺茎突，

腕痛臂痛颈颔肿，精神分裂热头痛，

头痛目眩与耳鸣，临证需要仔细行。

【穴位定位】手腕尺侧尺骨茎突与三角骨之间的凹陷处。

【穴位解剖】当尺侧腕伸肌腱的尺侧缘；有腕背侧动脉；分布有尺神经手背支。

【临床主治】头痛，目眩，耳鸣，耳聋，热病，癫狂痫，腕痛。

【临床经验】配阳池治疗腕痛。

【针刺艾灸】直刺 0.3 ～ 0.5 寸。

【穴位属性】手太阳经所行为"经"。

6. 养老 Yǎnglǎo（图 4-50）

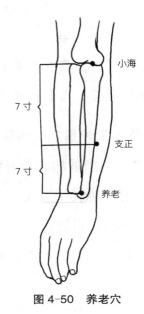

图 4-50 养老穴

歌　诀

骨缝之中取养老，尺骨小头桡侧找，

目视不明外眼病，肩背肘臂有酸痛。

【穴位定位】前臂背面尺侧尺骨小头近端桡侧凹缘中。

【穴位解剖】左尺骨背面，尺骨茎突上方，尺侧腕伸肌腱和小指固有伸肌腱之间；有前臂骨间背侧动、静脉的末支及腕静脉网；分布有前臂背侧皮神经和尺神经。

【临床主治】目视不明，肩、背、肘、臂酸痛。

【临床经验】配太冲、足三里治疗目视不明。

【针刺艾灸】直刺或斜刺 0.5 ～ 0.8 寸。

【穴位属性】手太阳经郄穴。

7. 支正 Zhīzhèng

歌　诀

前臂尺侧取支正，腕纹向上五寸整，

肘臂手腕尺侧疼，癫狂项强分裂症。

【穴位定位】前臂背面尺侧阳谷与小海的连线上，腕背横纹上 5 寸。

【穴位解剖】在尺骨背面，尺侧腕伸肌的尺侧缘；有骨间背侧动、静脉、分布有前臂内侧皮神经分支。

【临床主治】头痛，目眩，热病，癫狂，项强，肘臂酸痛。

【临床经验】配合谷治疗头痛。

【针刺艾灸】直刺或斜刺 0.5 ～ 0.8 寸。

【穴位属性】手太阳经络穴。

8. 小海 Xiǎohǎi（图 4-51）

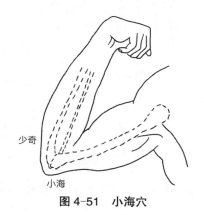

图 4-51　小海穴

歌　诀

肱内上髁鹰嘴间，尺神经沟小海现，

耳聋耳鸣头痛晕，舞蹈癫狂手震颤，

肩背臂肘颈项痛，颔肿龈炎上肢瘫。

【穴位定位】肘内侧尺骨鹰嘴与肱骨内上髁之间凹陷处。

【穴位解剖】尺神经沟中，为尺侧腕屈肌的起始部；有尺侧上、下副动脉和副静脉，以及尺返动、静脉；分布有前臂内侧皮神经、尺神经本干。

【临床主治】肘臂痛，癫痫。

【临床经验】配手三里治疗肘臂痛。

【针刺艾灸】直刺 0.3～0.5 寸。

【穴位属性】手太阳经所入为"合"。

9. 肩贞 Jiānzhēn（图 4-52）

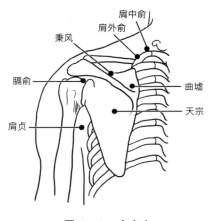

图 4-52　肩贞穴

歌　诀

垂臂合腋取肩贞，腋后皱襞上一寸，

肩胛疼痛臂不举，耳聋耳鸣热恶寒。

【穴位定位】肩关节后下方，臂内收时，腋后纹头上 1 寸。

【穴位解剖】在肩关节后下方，肩胛骨外侧缘，三角肌后缘，下层是大圆肌；有旋肩胛动、静脉；分布有腋神经分支，最深部上方为桡神经。

【临床主治】肩臂痛，瘰疬，耳鸣。

【临床经验】配肩髃、肩髎治疗肩周炎。配肩髎、曲池、肩井、手三里、合谷治疗上肢不遂。

【针刺艾灸】直刺 1 ～ 1.5 寸。

10. 臑俞 Nàoshū

歌　诀

腋后襞上臑俞现，肩峰突起后下陷，

臂痛不举臂酸软，颈项疼痛瘰疬肩。

【穴位定位】肩部当腋后纹头直上，肩胛冈下缘凹陷中。

【穴位解剖】在肩胛骨关节窝后方三角肌中，深层为冈下肌；有旋肱后动、静脉；分布有腋神经，深层为肩胛上神经。

【临床主治】肩臂痛，瘰疬。

【临床经验】配肩髃、曲池治疗肩臂痛。

【针刺艾灸】直刺或斜刺 0.5 ～ 1.5 寸。

【穴位属性】手、足太阳，阳维脉与阳跷脉交会穴。

11. 天宗 Tiānzōng

歌　诀

肩胛冈下取天宗，臑俞肩贞三角形，

肘臂疼痛肩周炎，颊颌肿痛与哮喘。

【穴位定位】肩胛部冈下窝中央凹陷处，与第 4 胸椎相平。

【穴位解剖】在冈下窝中央冈下肌中；有旋肩胛动、静脉肌支；布有肩胛神经。

【临床主治】肩胛疼痛，气喘，乳痈。

【临床经验】配肩外俞治疗肩胛痛；配膻中、足三里治疗乳痈。

【针刺艾灸】直刺或斜刺 0.5 ～ 1 寸。

12. 秉风 Bǐngfēng

歌　诀

肩胛冈上取秉风，天宗直上凹陷中，

臂不能举或咳嗽，上肢酸麻肩胛疼。

【穴位定位】肩胛部，冈上窝中央，天宗直上，举臂有凹陷处。

【穴位解剖】在肩胛冈上缘中央，表层为斜方肌，再下为冈上肌；有肩胛动、静脉；分布有锁骨上神经和副神经，深层为肩胛上神经。

【临床主治】肩胛痛，上肢酸麻，咳嗽。

【临床经验】配天宗治疗肩胛痛。

【针刺艾灸】直刺或斜刺 0.5 ～ 1 寸。

【穴位属性】手三阳与足少阳经交会穴。

13. 曲垣 Qūyuán

歌　诀

冈上窝之内侧端，臑俞第二胸联线，

肩胛拘挛与疼痛，肩臂麻木针曲垣。

【穴位定位】肩胛部，冈上窝内侧端，臑俞与第 2 胸椎棘突连线的中点处。

【穴位解剖】在肩胛冈上缘，斜方肌和冈上肌中；有颈横动、静脉降支, 深层为肩胛上动、静脉支; 分布有第 2 胸神经后支外侧皮支、副神经, 深层为肩胛上神经肌支。

【临床主治】肩胛痛。

【临床经验】配天宗、秉风治疗肩胛痛。

【针刺艾灸】直刺或斜刺 0.5 ～ 1 寸。

14. 肩外俞 Jiānwàishù

歌　诀

一二胸椎之棘突, 旁开三寸肩外俞,

肩背疼痛上肢冷, 颈项强急与肩周。

【穴位定位】背部第 1 胸椎棘突下, 旁开 3 寸。

【穴位解剖】在肩胛骨内侧角边缘, 表层为斜方肌, 深层为肩胛提肌和菱形肌; 有颈横动、静脉, 分布有第 1 胸神经后支内侧皮支、肩胛背神经和副神经。

【临床主治】肩背痛, 颈项强急。

【临床经验】配肩中俞、大椎、列缺治疗肩背痛。

【针刺艾灸】斜刺 0.5 ～ 0.8 寸。

15. 肩中俞 Jiānzhōngshù

歌　诀

第 7 颈椎棘突, 旁开二寸中俞,

肩胛背部疼痛, 哮喘病与肩周。

【穴位定位】背部第 7 颈椎棘突下, 旁开 2 寸。

【穴位解剖】在第 1 胸椎横突端, 在肩胛骨内侧角边缘, 表层为斜方肌,深层为肩胛提肌和菱形肌；有颈横动、静脉；分布有第 1 胸神经后支内侧皮支以及肩胛神经和副神经。

【临床主治】咳嗽，气喘，肩背痛，目视不明。

【临床经验】配肩外俞、大椎治疗肩背痛。

【针刺艾灸】斜刺 0.5 ～ 0.8 寸。

16. 天窗 Tiānchuāng（图 4-53）

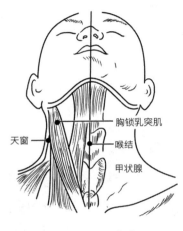

图 4-53 天窗穴

歌 诀

天窗扶突穴后边，胸锁乳突肌后缘，

耳聋耳鸣咽喉痛，项强暴喑不能言。

【穴位定位】颈外侧部胸锁乳突肌的后缘，扶突后，与喉结相平。

【穴位解剖】在斜方肌前缘，肩胛提肌后缘，深层为头夹肌；有耳后动、静脉及枕动、静脉分支；分布有颈皮神经，正当耳大神经丛的发出部及枕小神经。

【临床主治】耳鸣，耳聋，咽喉肿痛，颈项强痛，暴喑。

【临床经验】配列缺治疗颈项强痛。

【针刺艾灸】直刺 0.5 ～ 1 寸。

17. 天容 Tiānróng（图 4-54）

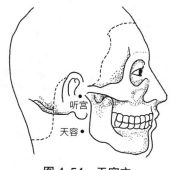

图 4-54　天容穴

歌　诀

下颌角后取天容，乳肌前缘凹陷中，

咽喉肿痛难发音，耳聋耳鸣颈项痛。

【穴位定位】颈外侧部下颌角的后方，胸锁乳突肌的前缘凹陷中。

【穴位解剖】在下颌角后方、胸锁乳突肌止点部前缘，二腹肌后腹的下缘；前方有颈外浅静脉及颈内动、静脉；分布有耳大神经的前支、面神经的颈支、副神经，其深层为交感神经干的颈上神经节。

【临床主治】耳鸣，耳聋，咽喉肿痛，颈项强痛。

【临床经验】配列缺治疗颈项强痛。

【针刺艾灸】直刺 0.5 ～ 1 寸。

18. 颧髎 Quánliáo（图 4-55）

歌　诀

外眦直下取颧髎，颧骨下缘凹陷找，

咬肌内缘迎香平，面瘫齿痛眼睑动。

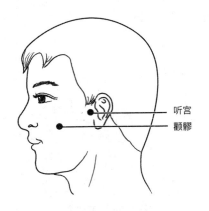

图 4-55　颧髎穴

【穴位定位】面部目外眦直下，颧骨下缘凹陷处。

【穴位解剖】在颧骨下颌突的后下缘稍后，咬肌的起始部，颧肌中；有面横动、静脉分支；分布有面神经及眶下神经。

【临床主治】口眼㖞斜，眼睑眴动，齿痛，颊肿。

【临床经验】配地仓、颊车治口㖞；配合谷治疗齿痛。

【针刺艾灸】直刺 0.3 ～ 0.5 寸，斜刺或平刺 0.5 ～ 1 寸。

【穴位属性】①手少阳，太阳经交会穴；②《图翼》：禁灸。

19. 听宫 Tīnggōng

歌　诀

张口取听宫，下颌耳屏中，

齿痛癫狂痫，耳聋与耳鸣。

【穴位定位】耳屏前，下颌骨髁状突的后方，张口时呈凹陷处。

【穴位解剖】有颞浅动、静脉的耳前支；分布有面神经及三叉神经的第 3 支的耳颞神经。

【临床主治】耳鸣，耳聋，聤耳，齿痛，癫狂痫。

【临床经验】配翳风、中渚治疗耳鸣、耳聋。

【针刺艾灸】张口，直刺 1 ～ 1.5 寸。

【穴位属性】手、足少阳与手太阳经交会穴。

七、足太阳膀胱经穴位

足太阳膀胱经从头走足，主要循行在下肢外侧后缘（图 4-56）。膀胱经上的腧穴主要分布于膀胱经循行所经过的头面部、背腰部、下肢外侧后缘、足外侧。

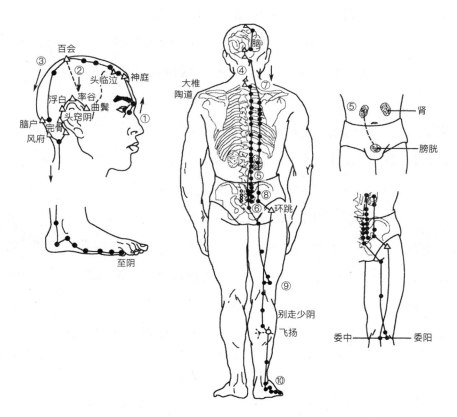

图 4-56 足太阳膀胱经

足太阳膀胱经循行歌

足太阳经膀胱脉，目内眦上额交巅，

络肾正属膀胱腑，一支贯臀入腘传，

支者从巅入耳角，直者从巅入脑间，

一支从膊别贯胛，挟肩循髀合腘行，

还出下项循肩膊，挟脊抵腰循膂旋，

贯臀出踝循京骨，小指外侧接至阴。

足太阳膀胱经取穴时主要应掌握的解剖标志有：目内眦、眶骨、眉头、前发际、枕外隆凸、斜方肌、胸椎棘突、腰椎棘突、髂后上棘、骶正中嵴、骶后孔、尾骨、臀横纹、股二头肌肌腱、腘横纹、腓肠肌、跟腱、外踝、骰骨、第5跖骨粗隆、第5跖趾关节、趾蹼缘、趾甲角。

位于膀胱经上的腧穴，从睛明到至阴共67穴，其中：头面部10穴（睛明、攒竹、眉冲、曲差、五处、承光、通天、络却、玉枕、天柱），背部39穴（大杼、风门、肺俞、厥阴俞、心俞、督俞、膈俞、肝俞、胆俞、脾俞、胃俞、三焦俞、肾俞、气海俞、大肠俞、关元俞、小肠俞、膀胱俞、中膂俞、白环俞、上髎、次髎、中髎、下髎、会阳、附分、魄户、膏肓、神堂、譩譆、膈关、魂门、阳纲、意舍、胃仓、肓门、志室、胞肓、秩边），大腿部3穴（承扶、殷门、浮郄），小腿部7穴（委阳、委中、合阳、承筋、承山、飞扬、跗阳），足部8穴（昆仑、仆参、申脉、金门、京骨、束骨、通谷、至阴）。

足太阳膀胱经经穴歌

六十七穴足太阳，睛明目内红肉藏，

攒竹眉冲与曲差，五处二处上承光，

通天络却下玉枕，天柱发际大筋上，

大杼风门肺厥阴，心俞督俞膈俞当，

肝胆脾胃俱挨次，三焦肾气海大肠，

关元小肠到膀胱，中膂白环寸半量，

上次中下四髎穴，一空二空骶孔藏，

会阳尾骨外边取，附分背脊第二行，

魄户膏肓神堂窝，谵语膈关魂门详，

阳纲意舍胃仓随，肓门志室至胞肓，

二十一椎秩边是，承扶臀股纹中央，

阴门浮郄委阳至，委中合阳承筋量，

承山飞扬跗阳继，昆仑仆参申脉堂，

金门京骨束骨跟，通谷至阴小趾旁。

本经腧穴可主治泌尿生殖系统、精神神经系统、呼吸系统、循环系统、消化系统的病证及本经所经过部位的病证，如癫痫、头痛、目疾、鼻病、遗尿、小便不利及下肢后侧部位的疼痛等证，见表4-7。

表4-7　足太阳膀胱经

主要器官与组织	脊椎系统、骨骼系统、泌尿系统、眼、鼻、脑、体液、黏膜组织		
器官与组织功能（中医）	贮存和排泄尿液器官	器官与组织功能（西医）	受纳消化
亢进时出现的主要病证（中医）	尿频，后背肌肉强直酸痛，脊椎部酸痛，下肢痉挛疼痛，前头与后头痛（尤其是排泄时）	亢进时出现的主要疾病（西医）	急性尿路感染，急性前列腺炎，疼痛症候群，急性关节炎，椎间盘突出，女性月经来潮前夕及子宫肌瘤，头痛，泌尿生殖器痉挛
衰弱时出现的主要病证（中医）	尿液少，后头与背部肌肉胀痛，四肢倦重无力，眩晕，腰痛无力，小足趾不易运动	衰弱时出现的主要疾病（西医）	慢性尿路感染，慢性前列腺炎，前列腺增生症，女性慢性附件炎，慢性盆腔炎，月经过后，生殖器肿胀，痔

足太阳膀胱经主病歌

膀胱经治循经病，头眼项背腰腿病，

精神病与癫痫病，俞穴主治相关病。

1. 睛明 Jīngmíng（图 4-57）

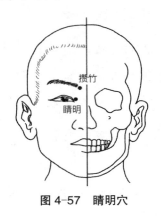

攒竹

睛明

图 4-57　睛明穴

歌　诀

内眦上方一分远，睛明穴靠眶外缘，

目赤肿痛白内障，视物不明及目眩，

夜盲色盲目流泪，近视斜视青光眼。

【穴位定位】目内眦角稍上方凹陷处。

【穴位解剖】在眶内缘睑内侧韧带中，深部为眼内直肌；有内眦动、静脉和滑车上下动、静脉，深层上方有眼动、静脉本干；分布有滑车上、下神经，深层为眼神经，上方为鼻睫神经。

【临床主治】目赤肿痛，流泪，视物不明，目眩，近视，夜盲，色盲。

【临床经验】配球后、光明治疗视目不明。

【针刺艾灸】嘱患者闭目，医者左手轻推眼球向外侧固定，右手缓慢进针，紧靠眶缘直刺 0.5 ～ 1 寸。不捻转，不提插（或只轻微地捻转和提插）。出针后按压针孔片刻，以防出血。本穴禁灸。

【穴位属性】手足太阳、足阳明、阴跷、阳跷五脉交会穴。

2. 攒竹 Cuánzhú

歌　诀

攒竹睛明上边，眉毛内端凹陷，

头痛流泪面瘫，癔症眼睑结炎。

【穴位定位】眉头陷中，眶上切迹处。

【穴位解剖】有额肌及皱眉肌；当额动、静脉处；布分有额神经内侧支。

【临床主治】头痛，口眼㖞斜，目视不明，流泪，目赤肿痛，眼睑眴动，眉棱骨痛，眼睑下垂，癔证。

【临床经验】配阳白治疗口眼㖞斜、眼睑下垂。

【针刺艾灸】平刺 0.5 ～ 0.8 寸。禁灸。

3. 眉冲 Méichōng

歌　诀

眉冲穴入前发际，攒竹入发有寸半，

头痛眩晕与鼻塞，目赤肿痛与癫疾。

【穴位定位】攒竹直上入发际 0.5 寸，神庭与曲差连线之间。

【穴位解剖】有额肌，当额动、静脉处；分布有额神经内侧支。

【临床主治】头痛，眩晕，鼻塞，目赤肿痛，癫痫。

【临床经验】配太阳治疗头痛。

【针刺艾灸】平刺 0.3 ～ 0.5 寸。

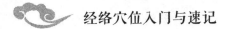

4. 曲差 Qǔchā

歌　诀

入前发际曲差属，神庭旁开一寸五，

头痛眩晕心烦闷，视弱鼻衄与鼻堵。

【穴位定位】前发际正中直上 0.5 寸，旁开 1.5 寸，即神庭与头维连线的内 1/3 与中 1/3 交点。

【穴位解剖】有额肌，当额动、静脉处；分布有额神经内侧支。

【临床主治】头痛，眩晕，心烦，鼻塞，鼻衄，目视不明。

【临床经验】配合谷治疗头痛、鼻塞。

【针刺艾灸】平刺 0.5～0.8 寸。

5. 五处 Wǔchù

歌　诀

发际正中上一寸，曲差直后五分，

鼻塞鼻衄与视弱，癫痫头痛眩晕。

【穴位定位】前发际正中直上 1 寸，旁开 1.5 寸。

【穴位解剖】有额肌，当额动、静脉处；分布有额神经内侧支。

【临床主治】头痛，目眩，癫痫。

【临床经验】配合谷、太冲治疗头痛、目眩。

【针刺艾灸】平刺 0.5～0.8 寸。

6. 承光 Chéngguāng

歌　诀

五处后承光，一寸五分长，

头痛眩晕感，鼻塞不闻香。

【穴位定位】前发际正中直上 2.5 寸，旁开 1.5 寸。

【穴位解剖】有帽状腱膜；有额动、静脉，颞浅动、静脉及枕动、静脉的吻合网；当额神经外侧支和枕大神经会合支处。

【临床主治】头痛，目眩，鼻塞，热病。

【临床经验】配百会治疗头痛。

【针刺艾灸】平刺 0.3 ～ 0.5 寸。

7. 通天 Tōngtiān

歌　诀

通天穴居头顶部，承光向后一寸五，

项强眩晕头顶痛，鼻炎鼻衄与鼻渊。

【穴位定位】前发际正中直上 4 寸，旁开 1.5 寸。

【穴位解剖】有帽状腱膜；有颞浅动、静脉和枕动、静脉的吻合网；分布有枕大神经分支。

【临床主治】头痛，眩晕，鼻塞，鼻衄，鼻渊。

【临床经验】配迎香、合谷治疗鼻疾。

【针刺艾灸】平刺 0.3 ～ 0.5 寸。

8. 络却 Luòquè

歌　诀

通天向后一寸五，络却接近后枕部，

耳鸣眩晕神分裂，头顶疼痛鼻衄堵。

【穴位定位】通天向后 1.5 寸，前发际正中直上 5.5 寸，旁开 1.5 寸。

【穴位解剖】在枕肌止点处；有枕动、静脉分支；分布有枕大神经分支。

【临床主治】头晕，目视不明，耳鸣。

【临床经验】配风池治疗头晕。

【针刺艾灸】平刺 0.3 ～ 0.5 寸。

9. 玉枕 Yùzhěn

歌　诀

络却后下玉枕，相距一寸五分，

粗隆上缘外侧，头痛目痛眩晕。

【穴位定位】后发际正中直上 2.5 寸，旁开 1.3 寸平枕外隆凸上缘的凹陷处。

【穴位解剖】有枕肌及枕动、静脉；分布有枕大神经分支。

【临床主治】头项痛，目痛，鼻塞。

【临床经验】配大椎治疗头项痛。

【针刺艾灸】平刺 0.3 ～ 0.5 寸。

10. 天柱 Tiānzhù（图 4-58）

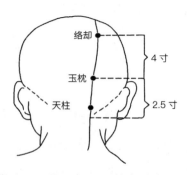

图 4-58　天柱穴

歌　诀

天柱入发五分，一二颈椎之间，

斜方肌肉外缘，哑门旁开寸三。

【穴位定位】项部大筋（斜方肌）外缘之后发际凹陷中，约当后发际正中旁开 1.3 寸。

【穴位解剖】在斜方肌起始部，深层为头半棘肌；有枕动、静脉干；分布有枕大神经干。

【临床主治】头痛，项强，鼻塞，癫痫，肩背病，热病。

【临床经验】配大椎治疗头痛项强。

【针刺艾灸】直刺或斜刺 0.5 ～ 0.8 寸，不可向内上方深刺，以免伤及延髓。

11. 大杼 Dàzhù（图 4-59）

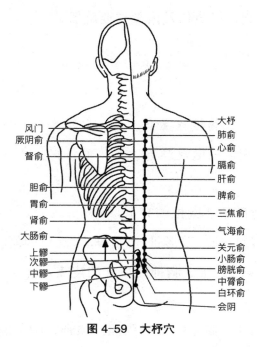

图 4-59　大杼穴

歌　诀

一二胸椎棘突，旁开寸五大杼，

咳嗽哮喘头痛，颈项不可仰俯，

肩背酸痛喉痹，伤寒热汗不出。

【穴位定位】背部第 1 胸椎棘突下，旁开 1.5 寸。

【穴位解剖】有斜方肌、菱形肌、上后锯肌，最深层为最长肌；有第 1 肋间动、静脉后支；分布有第 1 胸神经后支的皮支，深层为第 1 胸神经后支外侧支。

【临床主治】咳嗽，发热，项强，肩背痛，喉痹，伤寒，热汗不出。

【临床经验】配肩中俞、肩外俞治疗肩背痛。

【针刺艾灸】斜刺 0.5 ～ 0.8 寸。

【穴位属性】①八会穴之一，骨会大杼；手足太阳经交会穴。②本经背部诸穴，不宜深刺，以免伤及内部重要脏器。

12. 风门 Fēngmén

歌　诀

第二胸椎棘突下，风门旁开寸五扎，

伤风咳嗽及哮喘，发热项强胸背痛。

【穴位定位】背部第 2 胸椎棘突下，旁开 1.5 寸。

【穴位解剖】有斜方肌、菱形肌、上后锯肌，深层为最肌；有第 2 肋间动、静脉后支；分布有第 2、第 3 胸神经后支的皮支，深层为第 3 胸神经后支外侧支。

【临床主治】伤风，咳嗽，发热头痛，项强，胸背痛。

【临床经验】配肺俞、大椎治咳嗽、气喘；配合谷治疗伤风咳嗽。

【针刺艾灸】斜刺 0.5 ～ 0.8 寸。

【穴位属性】足太阳经与督脉交会穴。

13. 肺俞 Fèishù

歌　诀

三四胸椎棘突间，旁开寸五肺俞现，

腰背强痛肺结核，咳嗽骨蒸与哮喘。

【穴位定位】背部第 3 胸椎棘突下，旁开 1.5 寸。

【穴位解剖】有斜方肌、菱形肌，深层为最长肌；有第 3 肋间动、静脉后支；分布有第 3 或第 4 胸神经后支的皮支，深层为第 3 胸神经后支外侧支。

【临床主治】咳嗽，气喘，吐血，骨蒸，潮热，盗汗，鼻塞。

【临床经验】配风门治疗咳嗽喘；配合谷、迎香治疗鼻疾。

【针刺艾灸】斜刺 0.5 ～ 0.8 寸。

【穴位属性】肺的背俞穴。

临床治疗经验

陈某，男，32 岁，2002 年 6 月 10 日就诊。主诉右胸胁部丘疹、成簇水疱伴灼热痛 2 天。患者自诉 2 天前无明显诱因感觉右胸部灼热痛，继而出现红斑、丘疹、成簇水疱。查体：右胸胁部可见丘疹及绿豆大小成簇水疱。西医诊断：带状疱疹。治疗方法：隔姜灸双侧肺俞穴，每日 1 次，每次灸 3 壮。2 天后患者感觉疼痛减轻，再治疗 12 天，疼痛消失，水疱全部结痂而愈。

14. 厥阴俞 Juéyīnshù

歌　诀

四五胸椎之棘突，旁开寸五厥阴俞，

咳嗽胸闷律失常，心痛胃痛与呕吐。

【穴位定位】背部第4胸椎棘突下，旁开1.5寸。

【穴位解剖】有斜方肌、菱形肌，深层为最长肌；分布有第4肋间动、静脉后支；正当第4或第5胸神经后支的皮支，深层为第4胸神经后支外侧支。

【临床主治】咳嗽，心痛，胸闷，呕吐。

【临床经验】配内关治疗心痛、心悸。

【针刺艾灸】刺灸法斜刺0.5～0.8寸。

【穴位属性】心包背俞穴。

15. 心俞 Xīnshù

歌　诀

五六胸椎棘突，旁开寸五心俞，

心律失常心痛，癫痫癫狂癔症，

盗汗梦遗哮喘，胸背疼痛咳痰。

【穴位定位】背部第5胸椎棘突下，旁开1.5寸。

【穴位解剖】有斜方肌、菱形肌，深层为最长肌；有第5肋间动、静脉后支；分布有第5或第6胸神经后支的皮支，深层为第5胸神经后支外侧支。

【临床主治】心痛，惊悸，咳嗽，吐血，不寐，健忘，盗汗，梦遗，癫痫。

【临床经验】配巨阙、内关治疗心痛、惊悸；配内关、神门治疗失眠、健忘。

【针刺艾灸】斜刺 0.5 ～ 0.8 寸。

【穴位属性】心的背俞穴。

16. 督俞 Dūshù

歌 诀

六七胸椎棘突，旁开寸五督俞，

腹痛胃痛肠鸣，寒热气喘心痛。

【穴位定位】背部第 6 胸椎棘突下，旁开 1.5 寸。

【穴位解剖】有斜方肌、背阔肌肌腱、最长肌；有第 6 肋间动、静脉后支及颈横动脉降支；分布有肩胛背神经，第 6 或第 7 胸神经后支的皮支，深层为第 6 胸神经后支外侧支。

【临床主治】心痛，胸闷，胃痛，肠鸣，腹痛，寒热，气喘。

【临床经验】配内关治疗心痛、胸闷。

【针刺艾灸】斜刺 0.5 ～ 0.8 寸。

17. 膈俞 Géshù

歌 诀

七八胸椎棘突间，旁开寸五膈俞现，

吐衄便血及贫血，胃痛呕吐胆感染，

咳嗽哮喘肺结核，肩背疼痛噎膈顽。

【穴位定位】背部第 7 胸椎棘突下，旁开 1.5 寸。

【穴位解剖】在斜方肌下缘，有背阔肌、最长肌；有第 7 肋间动、静脉后支；分布有第 7 或第 8 胸神经后支的皮支，深层为第 7 胸神经后支外侧支。

【临床主治】呕吐，呃逆，气喘，咳嗽，吐血，潮热，盗汗。

【临床经验】配内关、足三里治疗呕吐、呃逆；配足三里、血海、膏肓治贫血。

【针刺艾灸】斜刺 0.5 ～ 0.8 寸。

【穴位属性】①八会穴之一，血会膈俞；②据报道，用人工放血造成家兔的贫血状态（红细胞在 $4.0 \times 10^{12}/L$ 以下，血红蛋白在 65g/L 以下），针刺膈俞、膏肓，结果与对照组相比，大大提前纠正了贫血状态，迅速恢复正常。

18. 肝俞 Gānshù

歌　诀

九十胸椎棘突间，旁开寸五肝俞现，
黄疸胁痛及吐血，目赤目眩癫狂痫。

【穴位定位】背部第 9 胸椎棘突下，旁开 1.5 寸。

【穴位解剖】在背阔肌、最长肌和髂肋肌之间；有第 9 肋间动、静脉后支；分布有第 9 或第 10 胸神经后支的皮支，深层为第 9 胸神经后支外侧支。

【临床主治】黄疸，胁痛，吐血，目赤，目眩，雀目，癫狂痫，脊背痛。

【临床经验】配支沟、阳陵泉治疗胁痛；配太冲治疗目眩。

【针刺艾灸】斜刺 0.5 ～ 0.8 寸。

【穴位属性】肝的背俞穴。

19. 胆俞 Dǎnshù

歌　诀

十胸十一棘突间，旁开寸五胆俞现，

黄疸口苦胸胁痛，肺痨潮热肝胆炎。

【穴位定位】背部第 10 胸椎棘突下，旁开 1.5 寸。

【穴位解剖】在背阔肌、最长肌和髂肋肌之间；有第 10 肋间动、静脉后支；分布有第 10 胸神经后支的皮支，深层为第 10 胸神经后支的外侧支。

【临床主治】黄疸，口苦，胁痛，肺痨，潮热。

【临床经验】配阳陵泉、太冲治疗胆道疾病。

【针刺艾灸】斜刺 0.5 ～ 0.8 寸。

【穴位属性】胆的背俞穴。

20. 脾俞 Píshù

歌　诀

十一十二棘突间，旁开寸五脾俞见，

腹胀黄疸慢腹泻，泄泻痢疾与便血。

【穴位定位】背部第 11 胸椎棘突下，旁开 1.5 寸。

【穴位解剖】在背阔肌、最长肌和髂肋肌之间；有第 11 肋间动、静脉后支；分布有第 11 胸神经后支的皮支，深层为第 11 胸神经后支肌支。

【临床主治】腹胀，黄疸，呕吐，泄泻，痢疾，便血，水肿，背痛。

【临床经验】配足三里治疗腹脱、便秘。

【针刺艾灸】斜刺 0.5 ～ 0.8 寸。

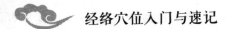

【穴位属性】脾的背俞穴。

21. 胃俞 Wèishù

歌　诀

十二胸椎棘突下，旁开寸五胃俞辖，

慢性腹泻胃下垂，腹胀肠鸣不消化。

【穴位定位】背部第12胸椎棘突下，旁开1.5寸。

【穴位解剖】在腰背筋膜、最长肌和髂肋肌之间；有肋下动、静脉后支；分布有第12胸神经后支的皮支，深层为第12胸神经后支外侧支。

【临床主治】胸胁痛，胃痛，呕吐，腹胀，肠鸣。

【临床经验】配中脘、梁丘治疗胃痛。

【针刺艾灸】斜刺0.5～0.8寸。

【穴位属性】胃的背俞穴。

22. 三焦俞 Sānjiāoshù

歌　诀

第一腰椎下棘突，旁开寸五三焦俞，

痢疾泄泻及水肿，腰背强痛腹胀鸣。

【穴位定位】腰部第1腰椎棘突下，旁开1.5寸。

【穴位解剖】在腰背筋膜、最长肌和髂肋肌之间；有第1腰动、静脉后支；分布有第10胸神经后支的皮支，深层为第1腰神经后支外侧支。

【临床主治】肠鸣，腹胀，呕吐，泄泻，痢疾，水肿，腰背强痛。

【临床经验】配气海、足三里治疗肠鸣、腹胀。

【针刺艾灸】直刺0.5～1寸。

【穴位属性】三焦背俞穴。

23. 肾俞 Shènshù

歌　诀

二三腰椎棘突，旁开寸五肾俞，

遗精阳痿早泄，月经不调白带，

气喘腹泻耳聋，慢性腰痛水肿。

【穴位定位】腰部第 2 腰椎棘突下，旁开 1.5 寸。

【穴位解剖】在腰背筋膜、最长肌和髂肋肌之间；有第 2 腰动、静脉后支；分布有第 1 腰神经后支的外侧支，深层为第 1 腰丛。

【临床主治】遗尿，遗精，阳痿，白带，水肿，耳鸣，耳聋，腰痛。

【临床经验】配太溪、三阴交治疗月经不调；配翳风、耳门治疗耳鸣、耳聋。

【针刺艾灸】直刺 0.5 ～ 1 寸。

【穴位属性】①肾的背俞穴；②根据实验观察，在大多数情况下，对正常人水负荷后针刺肾俞或京门穴时可抑制肾脏的泌尿功能。

临床治疗经验

萧某，男，57 岁，确诊急性肾绞痛、右肾窦结石。临床上静脉给予消旋山莨菪碱、硫酸镁解痉，抗生素消炎，哌替啶 50mg 肌内注射，每 2 小时 1 次，共 3 次镇痛治疗，未见好转。现进行针灸治疗，治疗方法：嘱患者俯卧位，取双侧肾俞穴，常规皮肤消毒后，用 5ml 注射器（7 号针头）抽取 1% 盐酸利多卡因 2ml、消旋山莨碱 10mg、地塞米松 10mg 左右，刺入肾俞穴，深度 2.5 ～ 3cm，有酸麻胀感后回抽没有回血，左、右肾俞穴各注射一半混合药液，每日 2 次。治疗期间多喝水，勤活动，停用其他药物。

24. 气海俞 Qìhǎishù

歌 诀

第 3 腰椎下棘突，旁开寸五气海俞，

痔疮痛经腰背痛，肠鸣腹胀骶神经。

气海俞

【穴位定位】腰部第 3 腰椎棘突下，旁开 1.5 寸。

【穴位解剖】在腰背筋膜、最长肌和髂肋肌之间；有第 2 腰动、静脉后支；分布有第 2 腰神经后支的外侧支，深层为第 1 腰丛。

【临床主治】肠鸣腹胀，痔瘘，痛经，腰痛。

【临床经验】配足三里、天枢治疗腹胀、肠鸣。

【针刺艾灸】直刺 0.5 ～ 1 寸。

25. 大肠俞 Dàchángshù

歌 诀

四五腰椎之棘突，旁开寸五大肠俞，

痢疾腹泻或便秘，腰背疼痛与坐骨。

【穴位定位】腰部第 4 腰椎棘突下，旁开 1.5 寸。

【穴位解剖】在腰背筋膜、最长肌和髂肋肌之间；有第 4 腰动、静脉后支；分布有第 3 腰神经皮支，深层为腰丛。

【临床主治】腹胀，泄泻，便秘，腰痛。

【临床经验】配气海、足三里、支沟治疗便秘。

【针刺艾灸】直刺 0.8 ～ 1.2 寸。

【穴位属性】大肠背俞穴。

26. 关元俞 Guānyuánshù

歌 诀

第五腰椎下棘突，旁开寸五关元俞，

腹胀泄泻尿频数，遗尿腰痛能治疗。

【穴位定位】腰部第 5 腰椎棘突下，旁开 1.5 寸。

【穴位解剖】有骶棘肌及腰最下动、静脉后支的内侧支；分布有第 5 腰神经后支。

【临床主治】腹胀、泄泻，小便频数或不利，遗尿，腰痛。

【临床经验】配气海治疗腹胀。

【针刺艾灸】直刺 0.8 ～ 1.2 寸。

27. 小肠俞 Xiǎochángshù

歌 诀

第一骶孔小肠俞，正中旁开一寸五，

腰痛遗精与遗尿，尿血白带小腹痛。

【穴位定位】骶部骶正中嵴旁 1.5 寸，平第 1 骶后孔。

【穴位解剖】在骶髂肌起始部和臀大肌起始部之间；有骶外侧动、静脉后支的外侧支；布有第 1 骶神经后支外侧支，第 5 腰神经后支。

【临床主治】遗精，遗尿，尿血，白带，小腹胀痛，泄泻，痢疾，疝气，腰腿疼。

【临床经验】配天枢、足三里、上巨虚、关元治腹胀、痢疾、便秘。配肾俞、三阴交、三焦俞、关元、曲泉治泌尿系结石。

【针刺艾灸】直刺或斜刺 0.8 ～ 1 寸；灸 3 ～ 7 壮。

28. 膀胱俞 Pángguāngshù

歌　诀

第二骶孔膀胱俞，正中旁开一寸五，

腰骶疼痛与泄泻，遗尿血尿与尿潴。

【穴位定位】骶部骶正中嵴旁 1.5 寸，平第 2 骶后孔。

【穴位解剖】在骶棘肌起始部和臀大肌起始部之间；有骶外侧动、静脉后支；分布有臀中皮神经分支。

【临床主治】小便不利，遗尿，泄泻，便秘，腰脊强痛。

【临床经验】配肾俞治疗小便不利。

【针刺艾灸】直刺或斜刺 0.8 ～ 1.2 寸。

【穴位属性】膀胱背俞穴。

29. 中膂俞 Zhōnglǚshù

歌　诀

第三骶孔中膂俞，正中旁开一寸五，

痢疾疝气与脱肛，腰骶疼痛连坐骨。

【穴位定位】骶部骶正中嵴旁 1.5 寸，平第 3 骶后孔。

【穴位解剖】有臀大肌，深层为骶结节韧带起始部；当臀下动、静脉的分支处，分布有臀下皮神经。

【临床主治】痢疾，泄泻，疝气，脱肛，腰脊强痛。

【临床经验】配大敦治疗疝气。

【针刺艾灸】直刺 1 ～ 1.5 寸。

30. 白环俞 Báihuánshù

歌　诀

第四骶孔白环俞，正中旁开一寸五，

月经不调白带遗，遗尿疝气与遗精，

下肢瘫痪便不利，腰部疼痛及坐骨。

【穴位定位】骶部骶正中嵴旁 1.5 寸，平第 4 骶后孔。

【穴位解剖】在臀大肌、骶结节韧带下内缘；有臀下动、静脉，深层为阴部内动、静脉；分布有皮神经，深层为阴部神经。

【临床主治】遗尿，疝气，遗精，月经不调，白带，腰痛，下肢瘫痪。

【临床经验】配三阴交、肾俞治疗遗尿、月经不调。

【针刺艾灸】直刺 1 ～ 1.5 寸。

31. 上髎 Shàngliáo

歌　诀

上髎第一骶后孔，二便不利腰膝冷，

阴挺阴痒白带多，月经不调与痛经。

【穴位定位】骶部髂后上棘与中线之间，适对第 1 骶后孔处。

【穴位解剖】在骶棘肌起始部及臀大肌起始部；当骶外侧动、静脉后支处；分布有第 1 骶神经后支。

【临床主治】大小便不利，月经不调，带下，阴挺，遗精，阳痿，腰痛，腰膝冷。

【临床经验】配三阴交、中极治疗小便不利。

【针刺艾灸】直刺 1 ～ 1.5 寸。

32. 次髎 Cìliáo

歌 诀

次髎第二骶后孔，痛经经多胎不正，

尿路感染盆腔炎，阳痿早泄与遗精，

腰骶疼痛尿潴留，月经不调下肢痛。

【穴位定位】骶部髂后上棘内下方，适对第 2 骶后孔处。

【穴位解剖】在臀大肌起始部；当骶外侧动、静脉后支处；为第 2 骶神经后支通过处。

【临床主治】疝气，月经不调，痛经，带下，小便不利，遗精，腰痛，下肢痿痹。

【临床经验】配三阴交、中极、肾俞治疗遗尿；配血海治疗痛经。

【针刺艾灸】直刺 1 ～ 1.5 寸。

临床治疗经验

史某，女，18 岁，2007 年 11 月 12 日初诊。痛经 3 年，每逢经前一天开始小腹胀痛，痛势剧烈，难以忍受，常在床上翻滚、呻吟，经色紫暗，夹有血块，血块排出后痛稍减，舌质暗有瘀点，苔黄白相间，脉沉弦。证属气滞血瘀型痛经。治以活血行气，祛瘀止痛。治疗方法:患者俯卧，选用次髎穴，常规消毒，刺入 3 寸左右，针感向小腹部放射，得气后，施用盘针法，痛稍缓解，留针 15 分钟左右，再行盘针法痛止。为巩固疗效，连续治疗 3 次而愈，1 年后随诊再未复发。

按：次髎穴位于骶部，局部有第 2 骶神经通过，深刺可触及盆腔神经丛，故可调节盆腔脏器的功能，解除子宫平滑肌的痉挛，并通过刺激使体内脑腓肽的含量升高，提高痛阈，而达到止痛效果。

33. 中髎 Zhōngliáo

歌　诀

中髎第三骶后孔，二便不利腰骶痛，

月经不调白带多，便秘泄泻不孕症。

【穴位定位】骶部次髎下内方，适对第 4 骶后孔处。

【穴位解剖】在臀大肌起始部；当骶外侧动、静脉后支处；为第 3 骶神经后支通过处。

【临床主治】便秘，泄泻，小便不利，月经不调，带下，腰痛，不孕症。

【临床经验】配足三里治疗便秘。

【针刺艾灸】直刺 1 ～ 1.5 寸。

34. 下髎 Xiàliáo

歌　诀

下髎第四骶后孔，小腹急痛与腰痛，

腹痛便秘便不利，带下腰痛及痛经。

【穴位定位】骶部中髎下内方，适对第 4 骶后孔处。

【穴位解剖】在臀大肌起始部；有臀下动、静脉分支；当第 4 骶神经后支通过处。

【临床主治】腹痛，便秘，小便不利，带下，腰痛，痛经。

【临床经验】配气海治疗腹痛。

【针刺艾灸】直刺 1 ～ 1.5 寸。

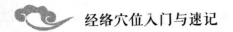

35. 会阳 Huìyáng

歌　诀

会阳尾骨下端取，正中旁开五分许，

阳痿带下阴湿痒，痔疮泄泻与痢疾。

【穴位定位】骶部尾骨端旁开 0.5 寸。

【穴位解剖】有臀大肌及臀下动、静脉分支；分布有尾骨神经，深部有阴部神经干。

【临床主治】泄泻，便血，痔疾，阳痿，带下，痢疾。

【临床经验】配承山治疗痔疾。

【针刺艾灸】直刺 1 ～ 1.5 寸。

临床治疗经验

刘某，女，28 岁。患者于 2005 年 4 月在我院产科分娩，由于产程长，胎头压迫严重，产后一直不能自行小便，靠导尿管排尿 7 天，同时用中药利尿、西药抗生素等无效。会诊时，患者小腹急满，膀胱极度充盈，痛苦不堪。后取会阳穴，使用子午捣臼法，留针 15 分钟左右即出现尿意，40 分钟后小便 1 次，排尿约 800 毫升，顿觉精神清爽，从此再未出现尿潴留，痊愈出院。

按：子午捣臼法是提插、捻转、补泻相结合的综合手法，能导引阴阳之气，可消水肿。

36. 承扶 Chéngfú（图 4-60）

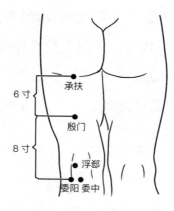

图 4-60　承扶穴

歌　诀

承扶穴居臀纹中，坐骨神经腰骶痛，

下肢瘫痪及痔疮，阴部寒痛便不通。

【穴位定位】大腿后面，臀下横纹的中点处。

【穴位解剖】在臀大肌下缘；有坐骨神经伴行的动、静脉；分布有股后皮神经，深层为坐骨神经。

【临床主治】腰骶、臀股部痛，痔疾。

【临床经验】配委中治疗腰骶痛。

【针刺艾灸】直刺 1 ～ 2 寸。

37. 殷门 Yīnmén

歌　诀

承委连线取殷门，承扶穴下方六寸，

急腰扭伤大腿疼，下肢痿痹坐骨痛。

【穴位定位】大腿后面承扶与委中的连线上，承扶下 6 寸。

【穴位解剖】在半腱肌与股二头肌之间,深层为大收肌；外侧为股深动、静脉第 3 分支；分布有股后皮经，深层正当坐骨神经。

【临床主治】腰痛，下肢痿痹。

【临床经验】配大肠俞治疗腰痛。

【针刺艾灸】直刺 1 ～ 2 寸。

38. 浮郄 Fúxì

歌　诀

腘窝外侧取浮郄，委阳上方 1 寸许，

小腿三头肌痉挛，腹泻便秘腿麻痹。

【穴位定位】腘横纹外侧端，委阳上 1 寸，股二头肌腱的内侧。

【穴位解剖】在股二头肌腱内侧；有膝上外侧动、静脉；分布有股后皮神经，正当腓总神经处。

【临床主治】便秘，股腘部痛，麻木。

【临床经验】配承山治疗下肢痿痹。

【针刺艾灸】直刺 1 ～ 1.5 寸。

39. 委阳 Wěiyáng

歌　诀

委阳委中外侧居，二头肌腱内侧取，

小便不利膀胱炎，腰背强痛肌痉挛。

【穴位定位】腘横纹外侧端，股二头肌腱的内侧。

【穴位解剖】在股二头肌腱内侧；有膝上外侧动、静脉；分布有股后皮神经，正当腓总神经处。

【临床主治】腹满，小便不利，腰脊强痛，腿足挛痛。

【临床经验】配三焦俞、肾俞治疗小便不利。

【针刺艾灸】直刺 1 ～ 1.5 寸。

【穴位属性】三焦经下合穴。

40. 委中 Wěizhōng

歌 诀

委中曲腘里，动脉偎中央。

腰重不能举，沉沉压脊梁，

风痹髀枢痛，病热不能凉，

两膝难伸屈，针下少安康。

【穴位定位】腘横纹中点，股二头肌腱与半腱肌肌腱的中间。

【穴位解剖】在腘窝正中，有腘筋膜；皮下有股腘静脉，深层内侧为腘静脉，最深层为腘动脉；分布有股后皮神经，正当胫神经处。

【临床主治】腰痛，下肢痿痹，腹痛，吐泻，小便不利，遗尿，丹毒。

【临床经验】配大肠俞治疗腰痛。

【针刺艾灸】直刺 1 ～ 1.5 寸，或用三棱针点刺腘静脉出血。

【穴位属性】足太阳经所入为"合"。

临床治疗经验

王某，女，53 岁。早晨起床时，突感腰部疼痛，不能转动，疼痛不能忍受，由家人背来就诊。查体：被动体位，腰 5 棘突右侧压痛明显、拒按、局部无红肿。CT 检查未见异常，诊断为急性腰扭伤。患者取俯卧位，令委中穴处皮肤绷紧，在横纹上委中穴及其两侧寻找怒张的表浅静脉，用三棱针点刺放血，放血量约为 3ml，加拔火罐。起罐后拭净血液，用消毒棉球压迫针眼以防感染。施术完毕，患者即感腰部疼痛大减，能下地自行行走数米，次日施术后痊愈。

按：选穴技巧首先要注意检查患者自觉疼痛及压痛的部位，一定要在膀胱经走行路线上，即在脊柱两侧 1.5～3 寸的腰肌上。若痛点过于偏外，或集中在脊柱上均不宜选用委中。其次，选委中穴用刺络放血法治疗，若血出不畅可加拔火罐。疼痛的缓解程度往往与出血量呈正比。

41. 附分 Fùfēn（图 4-61）

歌　诀

第二胸椎棘突下，附分旁开三寸涯，

肩背颈项拘急痛，肩背拘急臂肘麻。

少泽

【穴位定位】背部第 2 胸椎棘突下，旁开 3 寸。

【穴位解剖】在肩胛冈内端边缘，有斜方肌、菱形肌，深层为髂肋肌；有颈横动脉降支，当第 2 肋间动、静脉后支；分布有第 2 胸神经后支。

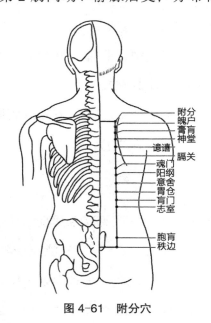

附分
魄户
膏肓
神堂
譩譆
膈关
魂门
阳纲
意舍
胃仓
肓门
志室
胞肓
秩边

图 4-61　附分穴

【临床主治】颈项强痛，肩背拘急，肘臂麻木。

【临床经验】配大椎治疗颈项强痛。

【针刺艾灸】斜刺 0.5 ～ 0.8 寸。

【穴位属性】手、足太阳经交会穴。

42. 魄户 Pòhù

歌　诀

第三胸椎棘突下，魄户旁开三寸涯，

咳嗽肺痨哮喘病，项强肩背连肩胛。

【穴位定位】背部第 3 胸椎棘突下，旁开 3 寸。

【穴位解剖】在肩胛骨脊柱缘，有斜方肌、菱形肌，深层为髂肋肌；有第 3 肋间动、静脉背侧支、颈横动脉降支；分布有第 2、第 3 胸神经后支。

【临床主治】咳嗽，气喘，肺痨，项强，肩背痛。

【临床经验】配天突、膻中治疗咳喘。

【针刺艾灸】斜刺 0.5 ～ 0.8 寸。

43. 膏肓 Gāohuāng

歌　诀

第四胸椎棘突下，膏肓旁三靠肩胛，

肺痨健忘及贫血，全身虚弱用灸法。

【穴位定位】背部第 4 胸椎棘突下，旁开 3 寸。

【穴位解剖】在肩胛骨脊柱缘，有斜方肌、菱形肌，深层为髂肋肌；有第 4 肋间动、静脉背侧支及颈横动脉降支；分布有第 3、第 4 胸神经后支。

【临床主治】咳嗽，气喘，肺痨，健忘，遗精，完谷不化。

【临床经验】配尺泽、肺俞治疗咳喘。

【针刺艾灸】斜刺 0.5 ～ 0.8 寸。

44. 神堂 Shéntáng

歌　诀

第五胸椎棘突下，神堂旁开三寸涯，

咳嗽气喘及胸闷，肩背疼痛心病发。

【穴位定位】背部第 5 胸椎棘突下，旁开 3 寸。

【穴位解剖】在肩胛骨脊柱缘，有斜方肌、菱形肌，深层为髂肋肌；有第 5 肋间动、静脉背侧支及颈横动脉降支；分布有第 4、第 5 胸神经后支。

【临床主治】咳嗽，气喘，胸闷，肩背疼痛，心烦。

【临床经验】配膻中治疗胸闷。

【针刺艾灸】斜刺 0.5 ～ 0.8 寸。

45. 譩譆 Yìxǐ

歌　诀

第六胸椎棘突下，譆譆旁开三寸涯，

咳嗽哮喘肩背痛，眩晕疟疾热病发。

【穴位定位】背部第 6 胸椎棘突下，旁开 3 寸。

【穴位解剖】在斜方肌外缘，有髂肋肌、有第 6 肋间动、静脉背侧支；分布有第 5、6 胸神经后支。

【临床主治】咳嗽，气喘，眩晕，疟疾，热病，肩背痛。

【临床经验】配大椎、肩外俞治疗肩背痛。

【针刺艾灸】斜刺 0.5 ～ 0.8 寸。

46. 膈关 Géguān

歌　诀

第七胸椎棘突下，膈关旁开三寸涯，

脊背强痛难俯仰，胸闷呃逆食不下。

【穴位定位】背部第7胸椎棘突下，旁开3寸。

【穴位解剖】有背阔肌、髂肋肌；有第7肋间动、静脉背侧支；分布有第6胸神经后支。

【临床主治】胸闷，呃逆，食不下咽，嗳气，呕吐，脊背强痛。

【临床经验】配内关治疗嗳气。

【针刺艾灸】斜刺0.5～0.8寸。

47. 魂门 Húnmén

歌　诀

第九胸椎棘突下，魂门旁开三寸涯，

胸胁腰背及头痛，吐泻胃痛不消化。

【穴位定位】背部第9胸椎棘突下，旁开3寸。

【穴位解剖】有背阔肌、髂肋肌；有第9肋间动、静脉背侧支；分布有第8、9胸神经后支。

【临床主治】胸胁痛，呕吐，泄泻，背痛，消化不良。

【临床经验】配阳陵泉、支沟治疗胸胁痛。

【针刺艾灸】斜刺0.5～0.8寸。

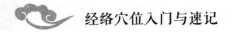

48. 阳纲 Yánggāng

歌　诀

第十胸椎棘突下，阳纲旁开三寸涯，

腹痛腹胀泻黄疸，消渴肠鸣食不佳。

【穴位定位】背部第 10 胸椎棘突下，旁开 3 寸。

【穴位解剖】有背阔肌、髂肋肌；有第 10 肋间动、静脉背侧支；分布有第 9、10 胸神经后支。

【临床主治】肠鸣，腹痛，泄泻，黄疸，消渴。

【临床经验】配气海治疗腹胀。

【针刺艾灸】斜刺 0.5～0.8 寸。

49. 意舍 Yìshè

歌　诀

十一胸椎棘突下，意舍旁开三寸涯，

背痛腹胀及消渴，黄疸吐泻不消化。

【穴位定位】背部第 11 胸椎棘突下，旁开 3 寸。

【穴位解剖】有背阔肌、髂肋肌；有第 11 肋间动、静脉背侧支；分布有第 10、11 胸神经后支。

【临床主治】背痛，腹胀、肠鸣、呕吐、泄泻，消渴，黄疸，消化不良。

【临床经验】脾俞、胃俞治疗腹胀。

【针刺艾灸】斜刺 0.5～0.8 寸。

50. 胃仓 Wèicāng

歌 诀

十二胸椎棘突下，胃仓旁开三寸涯，

小儿食积水肿秘，胃痛呕吐食不下。

【穴位定位】背部第 12 胸椎棘突下，旁开 3 寸。

【穴位解剖】有背阔肌、髂肋肌；有肋下动、静脉背侧支；分布有第 12、第 13 胸神经后支。

【临床主治】胃痛，腹胀，小儿食积，水肿，背脊痛，便秘。

【临床经验】配足三里治疗胃痛。

【针刺艾灸】斜刺 0.5 ～ 0.8 寸。

51. 育门 Huāngmén

歌 诀

第一腰椎棘突下，育门旁开三寸涯，

胃痛腹痛及便秘，痞块乳疾肝脾大。

【穴位定位】腰部第 1 腰椎棘突下，旁开 3 寸。

【穴位解剖】有背阔肌、髂肋肌；有第 1 腰动、静脉背侧支；分布有第 12 胸神经后支。

【临床主治】腹痛，便秘，痞块，乳疾，肝脾大。

【临床经验】配气海天、枢治疗便秘。

【针刺艾灸】斜刺 0.5 ～ 0.8 寸。

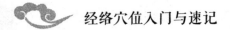

52. 志室 Zhìshì

歌 诀

第二腰椎棘突下，志室旁开三寸涯；

肾炎遗精痿早泄，腰痛前列肾垂下。

【穴位定位】腰部第 2 腰椎棘突下，旁开 3 寸。

【穴位解剖】有背阔肌、髂肋肌；有第 2 腰动、静脉背侧支；分布有第 12 胸神经后支外侧支及第 1 腰神经外侧支。

【临床主治】遗精，阳痿，小便不利，水肿，腰脊强痛。

【临床经验】配命门治遗精。

【针刺艾灸】斜刺 0.5 ～ 0.8 寸。

53. 胞肓 Bāohuāng

歌 诀

志室直下胞肓，第二骶孔水平，

腰痛尿潴癃闭，腰脊强痛肠鸣。

【穴位定位】臀部平第 2 骶后孔，骶正中嵴旁开 3 寸。

【穴位解剖】有臀大肌、臀中肌及臀小肌；正当臀上动、静脉；分布有臀上皮神经，深层为臀上神经。

【临床主治】腰痛，肠鸣，腹胀，便秘，癃闭，腰脊强痛。

【临床经验】配委中治疗腰痛。

【针刺艾灸】直刺 1 ～ 1.5 寸。

54. 秩边 Zhìbiān

歌　诀

秩边相平四髎孔，白环俞旁寸五停，

小便不利下肢瘫，便秘痔疾腰骶痛。

【穴位定位】臀部平第 4 骶后孔，骶正中嵴旁开 3 寸。

【穴位解剖】有臀大肌，在梨状肌下缘；正当臀下动、静脉；深层当臀下神经及股后皮神经，外侧为坐骨神经。

【临床主治】小便不利，便秘，痔疾，腰骶痛，下肢痿痹。

【临床经验】配委中、大肠俞治疗腰腿痛。

【针刺艾灸】直刺 1.5 ～ 2 寸。

55. 合阳 Héyáng

歌　诀

委中下二合阳取，腰脊强痛腿麻痹，

腰痛崩漏及带下，痿痹阳痿与疝气。

【穴位定位】小腿后面委中与承山的连线上，委中下 2 寸。

【穴位解剖】在腓肠肌二头之间；有小隐静脉，深层为腘动、静脉；分布有腓肠肌内侧皮神经，深层为腓神经。

【临床主治】腰脊强痛，下肢痿痹，疝气，崩漏。

【临床经验】配腰阳关治疗腰痛。

【针刺艾灸】直刺 1 ～ 2 寸。

56. 承筋 Chéngjīn（图 4-62）

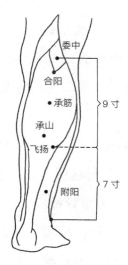

委中

合阳

●承筋 — 9寸

承山

飞扬

附阳 — 7寸

图 4-62　承筋穴

歌　诀

承筋腓肠肌腹容，合阳承山连线中，

腰背强痛小腿麻，痔疮便秘小腹痛。

【穴位定位】小腿后面委中与承山的连线上，腓肠肌肌腹中央，委中下 5 寸。

【穴位解剖】在腓肠肌两肌腹之间；有小隐静脉，深层为腓后动、静脉；分布有腓肠内侧皮神经，深层为腓神经。

【临床主治】痔疾，腰腿拘急、疼痛，便秘，小腹痛。

【临床经验】配委中治疗下肢挛痛。

【针刺艾灸】直刺 1 ～ 1.5 寸。

57. 承山 Chéngshān

歌 诀

承山名鱼腹，月下分肉间。

可治腰背痛，久痔大便难，

脚气膝下肿，战栗腿疼酸，

霍乱转筋急，穴中刺必安。

【穴位定位】小腿后面正中，委中与昆仑之间，当伸直小腿或足跟上提时腓肠肌肌腹下出现尖角凹陷处。

【穴位解剖】在腓肠肌两肌腹交界下端；有小隐静脉，深层为股后动、静脉；分布有腓肠内侧皮神经，深层为腓神经。

【临床主治】痔疾，脚气，便秘，腰腿拘急、疼痛。

【临床经验】配大肠俞治疗痔疾。

【针刺艾灸】直刺 1～2 寸。

临床治疗经验

马某，男，45 岁，2006 年 5 月 12 日就诊。主诉便血、肛门痛半年，加重 1 个月。患者近 1 个月来因食辛辣而加重，影响行走，大便干燥，每 3～4 日一行，甚至 7 日一行，大便带血，色鲜红。曾外用药效果欠佳，特来针灸科就诊。查体：舌红苔黄腻，脉滑数。诊断：痔。证属湿热下注型。治疗方法：取双侧承山穴，常规消毒后，以 3 寸毫针，针尖向上斜刺 2 寸左右，可使针感传至肛门部，得气后留针 30 分钟，每隔 10 分钟行针 1 次。1 次治疗后患者自觉肛门有收缩感。次日自觉大便质地较前变软，每日 1 次，连续治疗 5 次疼痛消失，大便带血也消失。随访 1 年未复发。

按：足太阳经别"别入于肛"，承山穴乃治疗痔疾的要穴，可以活血化瘀，促进血液循环；还可刺激大肠蠕动，促进排便。古代很多歌赋提及承山穴治疗痔，如《玉龙歌》："九般痔疾最伤人，穴在承山妙入神"；《肘后歌》："五痔原因热血作，承山须下病无踪"；《百症赋》："刺长强于承山，善主肠风新下血"。故取承山。

58. 飞扬 Fēiyáng

歌　诀

承山外下飞扬，昆仑七寸向上，

头痛腰痛腿软，浮肿尿少痔疮。

【穴位定位】小腿后面，外踝后，昆仑直上 7 寸，承山穴外下方 1 寸处。

【穴位解剖】有腓肠肌及比目鱼肌；分布有腓肠外侧皮神经。

【临床主治】头痛，目眩，腰腿痛，痔疾，浮肿，尿少。

【临床经验】配委中治疗腿痛。

【针刺艾灸】直刺 1 ～ 1.5 寸。

【穴位属性】足太阳经络穴。

59. 跗阳 Fūyáng

歌　诀

小腿后下跗阳，昆仑三寸直上，

头痛腰骶疼痛，踝部肿痛生疮。

【穴位定位】小腿后面，外踝后，昆仑穴直上 3 寸。

【穴位解剖】在腓骨的后部，跟腱外前缘，深层为蹞长屈肌；有小隐静脉，深层为腓动脉末支；分布有腓肠神经。

【临床主治】头痛，腰骶痛，下肢痿痹，外踝肿痛，疮证。

【针刺艾灸】直刺 0.8 ～ 1.2 寸。

【穴位属性】阳跷脉郄穴。

60. 昆仑 Kūnlún（图 4-63）

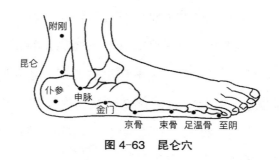

图 4-63 昆仑穴

歌 诀

昆仑足外踝，后向足跟寻，

目眩腰尻痛，脚胻痛难禁，

头疼肩背急，气喘上冲心，

双足难行履，动作即呻吟，

要得求安乐，须将穴下针。

【穴位定位】足部外踝后方，外踝尖与跟腱之间的凹陷处。

【穴位解剖】有腓骨短肌；有小隐静脉及外踝后动、静脉；分布有腓肠神经。

【临床主治】头痛，项强，目眩，癫痫，难产，腰骶痛，脚跟肿痛。

【临床经验】配风池治疗头痛、目眩。

【针刺艾灸】直刺 0.5 ～ 0.8 寸。

【穴位属性】足太阳经所行为"经"；《针灸大成》："妊妇刺之落胎。"

临床治疗经验

王某，女，53 岁。2005 年 11 月 21 日因下蹲动作过猛而突然感到腰骶部酸胀、疼痛，直不起腰，后由其家人搀扶来就诊。查体：左腰部压痛（+），直腿抬高试验阴性。证系气滞太阳经脉，经脉不通而痛。治疗方法：令患者仰卧，医者站于患者足后，左示指放在患者右足昆仑穴上，首先向下重压，然后沿处踝方向滑动，弹拨时患者感觉麻木、疼痛、酸胀或有触电感向足心放射，左、右昆仑穴各弹拨 5 次。施术结束后，嘱患者起床，走路时，疼痛消失，仅感腰骶部发酸，轻微疼痛。第 2 天又治疗 1 次，基本痊愈。

按：昆仑穴系膀胱经的经穴，有疏通经络、消肿止痛、强健腰腿的作用，故取昆仑治穴疗该病能够很快获得疗效。

61. 仆参 Púcān

歌　诀

昆仑直下仆参取，跟骨外侧赤白际，

踝跟疼痛下肢软，晕厥癫狂癫痫疾。

【穴位定位】在足外侧部，外踝后下方，昆仑直下，跟骨外侧，赤白肉际处。

【穴位解剖】有腓动、静脉的跟骨外侧支；分布有腓肠神经跟骨外侧支。

【临床主治】下肢痿痹，足跟痛，癫痫，昏厥。

【临床经验】配太溪治疗足跟痛。

【针刺艾灸】直刺 0.3 ～ 0.5 寸。

62. 申脉 ShēnMài

歌　诀

申脉位于足外面，外踝直下之凹陷。

腰腿膝胫踝疼痛，癫狂头痛与癫痫。

【穴位定位】足外侧部，外踝直下方凹陷中。

【穴位解剖】在腓骨长、短肌腱上缘；有外踝动脉网及小隐静脉；分布有腓肠神经的足背外侧皮神经分支。

【临床主治】头痛，眩晕，癫狂痫，腰腿酸痛，目赤痛，不寐。

【临床经验】配肾俞、肝俞、百会治疗眩晕。

【针刺艾灸】直刺 0.3 ～ 0.5 寸。

【穴位属性】八脉交会穴之一，通阳跷脉。

63. 金门 Jīnmén

歌　诀

申脉前下金门，骰骨外侧凹陷，

下肢痹痛腰踝，惊厥癔症癫痫。

【穴位定位】足外侧部，外踝前缘直下，骰骨下缘处。

【穴位解剖】在腓骨长肌腱和小趾外展肌之间；有足底外侧动、静脉；分布有足背外侧皮神经，深层为足底外侧神经。

【临床主治】头痛，癫痫，小儿惊风，腰痛，下肢痿痹，外踝痛。

【临床经验】配太阳、合谷治疗头痛。

【针刺艾灸】直刺 0.3 ～ 0.5 寸。

【穴位属性】足太阳经郄穴。

64. 京骨 Jīnggǔ（图 4-64）

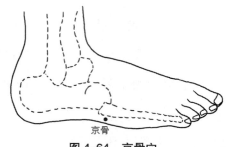

图 4-64　京骨穴

歌　诀

京骨位于足外边，五跖粗隆前下陷，

头痛项强及目翳，癫痫腰腿脚痉挛。

【穴位定位】足外侧部，第 5 跖骨粗隆下方，赤白肉际处。

【穴位解剖】在小趾外展肌下方；有足底外侧动、静脉；分布有足背外侧皮神经，深层为足底外侧神经。

【临床主治】头痛，项强，目翳，癫痫，腰痛，脚痉挛。

【临床经验】配百会、太冲治疗头痛。

【针刺艾灸】直刺 0.3 ～ 0.5 寸。

【穴位属性】足太阳经所过为"原"。

65. 束骨 Shùgǔ

歌　诀

束骨小趾外侧找，五跖小头后方凹，

头痛项强与目眩，腰腿疼痛腹泻癫。

【穴位定位】足外侧，足小趾本节（第 5 跖趾关节）的后方，赤白肉际处。

【穴位解剖】在小趾外展肌下方，有第 4 趾跖侧总动、静脉；有第 4 趾跖侧神经及足背外侧皮神经分布。

【临床主治】头痛，项强，目眩，癫狂，腰腿痛。

【临床经验】配肾俞、太冲治疗目眩。

【针刺艾灸】直刺 0.3 ～ 0.5 寸。

【穴位属性】足太阳经所注为"输"。

66. 足通谷 Zútōnggǔ

歌　诀

通谷小趾外侧找，跖趾关节前下凹，

头痛项强与目眩，癫狂鼻衄常相连。

【穴位定位】足外侧，足小趾本节（第 5 跖趾关节）的前方，赤白肉际处。

【穴位解剖】有趾跖侧动、静脉；分布有趾跖侧固有神经及足背外侧皮神经。

【临床主治】头痛，项强，目眩，鼻衄，癫狂。

【临床经验】配大椎治疗项强。

【针刺艾灸】直刺 0.2 ～ 0.3 寸。

【穴位属性】足太阳经所溜为"荥"。

67. 至阴 Zhìyīn

歌　诀

至阴小趾外侧取，去爪甲角韭叶许，

胎位不正灸此穴，难产头痛目生翳。

【穴位定位】足小趾末节外侧，距趾甲角 0.1 寸。

【穴位解剖】有趾背动脉及趾跖侧固有动脉形成的动脉网；分布有趾

跖侧固有神经及足背外侧皮神经。

【临床主治】头痛，目痛，鼻塞，鼻衄，胎位不正，难产。

【临床经验】配太冲、百会治疗头痛。

【针刺艾灸】浅刺 0.1 寸；胎位不正用灸法。

【穴位属性】足太阳经所出为"井"。

临床治疗经验

（1）李某，女，28 岁，已婚。自 15 岁月经初潮至今仍有痛经，遇寒加重，得热则减。查体：舌淡苔白，脉弦细。曾用多种方法治疗，均未获效。现在采取艾灸至阴穴的方法治疗，仅一次疼痛便减轻，治疗 3 个月经周期而愈，再未复发。

（2）和某，男，52 岁，就诊时间 2005 年 3 月 23 日。主诉头痛 1 年半。现感觉头内部疼痛，头顶部发热，舌苔白，脉弦细。取毫针刺，捻转泻法 2 分钟，留针 30 分钟，共治疗 4 次而愈。

按：该法采用穴位远治作用来治疗疾病。至阴穴属足太阳膀胱经，该穴经上额，交巅，从巅入络脑，分布于后头，故针刺至阴穴可疏通太阳经气，起到治疗头痛的作用。

八、足少阴肾经穴位

足少阴肾经从足走腹到胸，主要循行在下肢内侧的后缘（图 4-65）。肾经上的腧穴分布于肾经循行所经过的足部、下肢内侧后缘、腹胸部的第 1 侧线。

足少阴肾经循行歌

足肾经脉属少阴，斜从小指趋足心，

直者从肾贯肝膈，入肺挟舌喉咙循，

出于然谷循内踝，入跟上踹腘内寻，

支者从肺络心上，注胸交于手厥阴，

上股后廉直贯脊，属肾下络膀胱深。

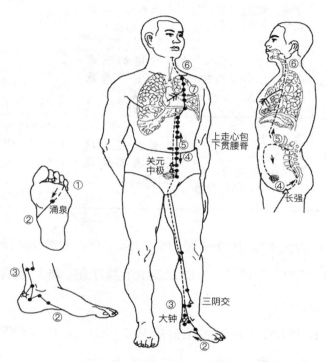

图 4-65　足少阴肾经循行

本经腧穴可主治泌尿生殖系统、神经系统、呼吸系统、消化系统、循环系统和本经所过部位的病证，如遗精、阳痿、带下、月经不调、哮喘、泄泻及下肢内侧痛等证（表 4-8）。

足少阴肾经主病歌

肾经主治泌生病①，阳痿早泄与遗精，

浮肿遗尿尿潴留，咯血气喘与腰痛，

喉痛牙痛视力减，不寐眩晕与耳鸣。

注：①指泌尿生殖系统疾病

表 4-8 足少阴肾经

主要器官与组织	肾上腺、腰、耳、脑及泌尿生殖系统		
器官与组织功能（中医）	受纳、腐熟水谷，胃主和降	器官与组织功能（西医）	受纳消化
亢进时出现的主要病证（中医）	藏精，主生长发育与生殖，主水，主纳气，主骨生髓，上通于脑	亢进时出现的主要疾病（西医）	情绪与精神范围，结缔组织，骨髓，头发，遗传，泌尿生殖系统，水电解质平衡，免疫平衡，血压调节
衰弱时出现的主要病证（中医）	少尿，尿黄，口干，腿热与倦怠，足下热，腰脊大腿内侧痛，劳热，性欲增强，月经异常	衰弱时出现的主要疾病（西医）	慢性尿路感染，慢性前列腺炎，慢性肾炎，肾功能不全，慢性骨关节炎，骨质疏松症，慢性附件炎，慢性盆腔炎，神经衰弱等

　　足少阴肾经取穴时主要应掌握的解剖标志有：足底、舟骨粗隆、跟腱、内踝尖、胫骨内后缘、腘横纹、半腱肌腱、半膜肌腱、耻骨联合上缘、脐中、肋间隙、锁骨等。

　　位于肾经上的腧穴，从涌泉至俞府共 27 穴，其中：足部 6 穴（涌泉、然谷、太溪、大钟、水泉、照海），小腿部 4 穴（复溜、交信、筑宾、阴谷），腹部 11 穴（横骨、大赫、气穴、四满、中注、肓俞、商曲、石关、阴都、腹通谷、幽门），胸部 6 穴（步廊、神封、灵墟、神藏、彧中、俞府）。

<h2 style="text-align:center">足少阴肾经经穴歌</h2>

少阴肾经二十七，涌泉然谷与太溪，

大钟水泉通照海，复溜交信筑宾抵，

阴谷膝内辅骨后，以上从足走至膝，

横骨大赫连气穴，四满中注肓俞脐，

商曲石关阴都密，通谷幽门一寸取，

步廊神封膺灵墟，神藏彧中俞府毕。

1. 涌泉 Yǒngquán（图 4-66）

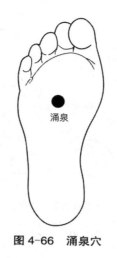

涌泉

图 4-66　涌泉穴

涌泉

歌　诀

涌泉位于足底，前中三分之一，

癔症癫痫癫狂，惊风休克昏迷，

头痛眼花高压，咳嗽胸痛癃闭。

小儿惊风能治，霍乱转筋失音。

【穴位定位】足底部，卷足时足前部凹陷处，约当第 2、3 趾趾指缝纹头端与足跟连线的前 1/3 与后 2/3 交点上。

【穴位解剖】有趾短屈肌腱、趾长屈肌腱、第 2 蚓状肌，深层为骨间肌；有来自胫前动脉的足底弓；分布有足底内侧神经支。

【临床主治】头顶痛，头晕，目眩，咽喉痛，舌干，失音，小便不利，大便难，小儿惊风，足心热，癫疾，霍乱转筋，昏厥。

【临床经验】配然谷治喉痹；配阴陵泉治疗热病挟脐急痛、胸胁满；配水沟、照海治疗癫痫；配太冲、百会治疗头项痛。

【针刺艾灸】直刺 0.5 ～ 0.8 寸；可灸。

【穴位属性】肾经井穴。

2. 然谷 Rángǔ（图 4-67）

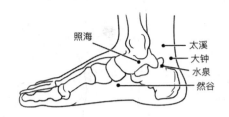

图 4-67　然谷穴

歌　诀

舟骨粗隆下缘凹，然谷兼治经不调，

月经不调与阴挺，遗精黄疸足跗痛。

【穴位定位】足内侧缘，足舟骨粗隆下方，赤白肉际。

【穴位解剖】有踇指外展肌，有跖内侧动脉及跗内侧动脉分支；分布有小腿内侧皮神经末支及足底内侧神经。

【临床主治】月经不调，阴挺，阴痒，白浊，遗精，阳痿，小便不利，泄泻，胸胁胀痛，咳血，小儿脐风，口噤不开，消渴，黄疸，下肢痿痹，足跗痛。

【临床经验】配承山治疗转筋；配气冲、四满治疗石水；配太溪治疗热病烦心、足寒、多汗。

【针刺艾灸】直刺 0.5 ～ 0.8 寸；可灸。

【穴位属性】肾经荥穴。

3. 太溪 Tàixī

歌　诀

太溪相平内踝尖，跟腱内踝间凹陷。

眩晕耳鸣视力弱，腹泻齿痛咽喉炎。

【穴位定位】足内侧，内踝后方，内踝尖与跟腱之间的凹陷处。

【穴位解剖】有胫后动、静脉；分布有小腿内侧皮神经，当胫神经之经过处。

【临床主治】头痛目眩，咽喉肿痛，齿痛，耳聋，耳鸣，咳嗽，气喘，胸痛咳血，消渴，月经不调，不寐，健忘，遗精，阳痿，小便频数，腰脊痛，下肢厥冷，内踝肿痛。

【临床经验】配然谷主治热病烦心、多汗；配肾俞治疗肾胀；配支沟、然谷治疗心痛如锥刺。

【针刺艾灸】直刺 0.5 ～ 0.8 寸；可灸。

【穴位属性】肾经输穴、原穴。

临床治疗经验

杨某，男，45岁，2006年6月21日初诊。自诉今日午睡时突发两鼻孔出血，经局部冷敷、口服和肌内注射止血药、鼻孔内涂抹云南白药等方法，效果不明显。到我针灸科就诊。查体：面部潮红，两鼻孔填塞的卫生纸已经染红，血时从口中流出，头晕，目昏，脉浮芤数。血压 130/70mmHg。既往有高血压病史 4 年，素嗜烟酒。中医诊断为鼻衄。令患者取侧卧位，如前法针刺左侧太溪穴，3 ～ 4 分钟后，出血明显减少，颜色渐淡，30 分钟后出血停止。经五官科医师检查无异常发现，一次治愈。

按：毫针补太溪穴，一则可引火归元，二则可滋阴清热以镇上扰之阳。

4. 大钟 Dàzhōng

歌　诀

内踝后下取大钟，跟腱附着内凹中，

腰脊强痛咳哮喘，癔症嗜睡足跟痛。

【穴位定位】足内侧，内踝下方，跟腱附着部的内侧前方凹陷处。

【穴位解剖】有胫后动脉跟内侧支；分布有小腿内侧皮神经及胫神经的跟骨内侧神经。

【临床主治】咳血，气喘，腰脊强痛，痴呆，嗜卧，足跟痛，二便不利，月经不调。

【临床经验】配太溪、神门治疗心肾不交之心悸、但欲寐而不寐、不寐；配行间治疗虚火上炎之易惊善怒；配鱼际治疗虚火上炎之咽痛。

【针刺艾灸】直刺 0.3 ～ 0.5 寸；可灸。

【穴位属性】肾经络穴。

5. 水泉 Shuǐquán

歌　诀

跟骨结节内侧凹，太溪下一水泉找，

月经不调子宫脱，痛经闭经目昏花。

【穴位定位】足内侧，内踝后下方，太溪直下 1 寸，跟骨结节的内侧凹陷处。

【穴位解剖】有胫后动脉跟骨内侧支；分布有小腿内侧皮神经及胫神经的跟骨内侧神经。

【临床主治】月经不调，痛经，阴挺，小便不利，目昏，腹痛。

【临床经验】配中极、水道治疗肾气亏虚；配气海、血海、肾俞、三阴交、气海俞治疗肾绞痛、肾结石；配肾俞、中极、血海治疗血尿。

【针刺艾灸】直刺 0.3 ～ 0.5 寸；可灸。

【穴位属性】肾经郄穴。

6. 照海 Zhàohǎi

歌　诀

内踝下缘凹陷，照海安神利咽，

浮肿尿路感染，不寐嗜卧痫证。

【穴位定位】足内侧，内踝尖下方凹陷处。

【穴位解剖】在踇趾外展肌止点；后方有胫后动、静脉；分布有小腿内侧皮神经，深部为胫神经本干。

【临床主治】咽喉干燥，痫证，不寐，嗜卧，惊恐不宁，目赤肿痛，月经不调，痛经，赤白带下，阴挺，阴痒，疝气，小便频数，不寐，脚气。

【临床经验】配列缺、天突、太冲、廉泉治疗咽喉病证；配神门、风池、三阴交治疗阴虚火旺之不寐。

【针刺艾灸】直刺 0.5 ～ 0.8 寸；可灸。

【穴位属性】八脉交会穴之一，通阴跷脉。

临床治疗经验

史某,男,73 岁,于 2007 年 9 月 2 日初诊。患者有前列腺增生病史 3 年余,经常服用前列康及抗生素等药物,症状未有明显好转。每当出现小便不通时,则插管导尿。现旧病复发,小便点滴而出,下腹胀痛难忍,拒按,痛苦不堪。中医诊断：癃闭（尿潴留）。治疗经过：取双侧照海穴,常规消毒后,选用1.5 寸长毫针直刺照海穴,针深 0.5 寸左右。针刺得气后,行快速大幅度捻转强刺激手法，刺激强度以患者能够耐受为度，留针 20 分钟。留针期间强刺激运针 4 ~ 5 次，以加强针感。留针至 20 分钟时，患者即有便意，拔针，即能自己排出少量尿液。每天坚持针刺治疗 1 次，针刺 10 天后，患者小便恢复通畅。

按：尿潴留是老年男性常见的疾病，因老年人肾气渐衰，气化失常而致。针刺治疗尿潴留不仅可以使患者避免导尿的痛苦，还可以减少泌尿系统上行感染的机会。

7. 复溜 Fùliū（图 4-68）

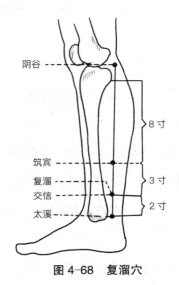

图 4-68　复溜穴

歌　诀

跟腱前缘取复溜，太溪向上二寸收，

身热无汗与盗汗，肠鸣腹胀伴腿肿。

【穴位定位】小腿内侧，太溪直上 2 寸，跟腱的前方。

【穴位解剖】在比目鱼肌下端移行于跟腱处之内侧；前方有胫后动、静脉；分布有腓肠内侧皮神经、小腿内侧皮神经，深层为胫神经。

【临床主治】泄泻，肠鸣，水肿，腹胀，腿肿，足痿，盗汗，脉微细时无，身热无汗，腰脊强痛。

【临床经验】配后溪、阴郄治盗汗不止；配中极、阴谷治疗癃闭。

【针刺艾灸】直刺 0.8～1 寸；可灸。

【穴位属性】肾经经穴。

8. 交信 Jiāoxìn

歌　诀

复溜前半取交信，内踝尖上量二寸，

睾丸肿痛泻痢难，月经不调崩漏阴。

【穴位定位】小腿内侧，太溪直上 2 寸，内踝尖上量 2 寸，复溜前 0.5 寸，胫骨内侧缘的后方。

【穴位解剖】在趾长屈肌中；深层为胫后动、静脉；分布有小腿内侧皮神经，后方为胫神经本干。

【临床主治】月经不调，崩漏，阴挺，泄泻，大便难，睾丸肿痛，五淋，疝气，阴痒，赤白痢，膝、股内廉痛。

【临床经验】配关元、三阴交治月经不调；配太冲、血海、地机治疗崩漏；配中都治疗疝气；配阴陵泉治疗五淋；配中极治疗癃闭；配关元治疗阴挺。

【针刺艾灸】直刺 0.5～1 寸；可灸。

【穴位属性】阴跷脉郄穴。

9. 筑宾 Zhùbīn

歌　诀

内踝上缘上六寸，太阴连线取筑宾，

腿软无力小腿痛，疝痛肾炎精神分。

【穴位定位】小腿内侧，太溪与阴谷的连线上，太溪上 5 寸，腓肠肌肌腹的内下方。

【穴位解剖】在腓肠肌和趾长屈肌之间；深部有胫后动、静脉；分布有腓肠内侧皮神经和小腿内侧皮神经，深层为胫神经本干。

【临床主治】癫狂，痫证，口吐涎沫，疝痛，小儿脐疝，小腿内侧痛。

【临床经验】配肾俞、关元治疗水肿；配大敦、归来治疗疝气；配承山、合阳、阳陵泉治疗小腿痿、痹、瘫；配水沟、百会治疗癫、狂、痫证。

【针刺艾灸】直刺 0.5 ～ 0.8 寸；可灸。

【穴位属性】阴维脉郄穴。

10. 阴谷 Yīngǔ

歌　诀

阴谷腘窝内边，半腱半膜之间，
遗精阳痿早泄，尿潴尿路感染，
膝痛月经过多，腹胀腹痛肠疝。

【穴位定位】腘窝内侧，屈膝时，半腱肌肌腱与半膜肌肌腱之间。

【穴位解剖】在半腱肌肌腱和半膜肌肌腱之间；有膝上内侧动、静脉；分布有股内侧皮神经。

【临床主治】阳痿，疝痛，月经不调，崩漏，小便难，阴中痛，癫狂，膝股内侧痛。

【临床经验】配照海、中极治疗癃闭；配大赫、曲骨、命门治疗寒疝、阳痿、早泄、月经不调、崩漏。

【针刺艾灸】直刺 0.8 ～ 1.2 寸。

【穴位属性】肾经合穴。

11. 横骨 Hénggǔ（图 4-69）

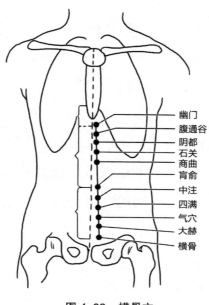

幽门
腹通谷
阴都
石关
商曲
肓俞
中注
四满
气穴
大赫
横骨

图 4-69　横骨穴

歌　诀

横骨结节外方居，曲骨外侧五分许，

遗精阳痿与遗尿，少腹胀痛淋癃闭。

【穴位定位】下腹部，脐中下 5 寸，前正中线旁开 0.5 寸。

【穴位解剖】有腹内、外斜肌腱膜及腹横肌腱膜、腹直肌；有腹壁下动、静脉及阴部外动脉；分布有髂腹下神经分支。

【临床主治】阴痛，少腹痛，遗精，阳痿，遗尿，小便不通，疝气。

【临床经验】配中极、三阴交治疗癃闭；配关元、肾俞、志室、大赫治疗阳痿、遗精、崩漏、月经不调。

【针刺艾灸】直刺 0.8 ～ 1.2 寸；可灸。

【穴位属性】冲脉、足少阴会穴。

12. 大赫 Dàhè

歌　诀

大赫中极平，脐中下四寸，

少腹痛阴痛，遗精白带挺。

【穴位定位】下腹部，脐中下 4 寸，前正中线旁开 0.5 寸。

【穴位解剖】在腹内、外斜肌腱膜及腹横肌腱膜、腹直肌中；有腹壁下动、静脉肌支；分布有第 12 肋间神经及髂腹下神经。

【临床主治】阴痛，子宫脱垂，遗精，带下，月经不调，痛经，不孕，泄泻，痢疾。

【临床经验】配阴交、肾俞、带脉、大敦、中极治疗阳痿、遗精、带下；配命门、肾俞、志室、中极、关元治疗男科病、不育症。

【针刺艾灸】直刺 0.8 ～ 1.2 寸；可灸。

【穴位属性】冲脉、足少阴会穴。

13. 气穴 Qìxué

歌　诀

气穴关元平，旁开半寸整，

腹泻与尿涩，白带不调经。

【穴位定位】下腹部，脐中下 3 寸，前正中线旁开 0.5 寸。

【穴位解剖】在腹内、外斜肌腱膜及腹横肌腱膜、腹直肌中；有腹壁下动、静脉肌支；分布有第 12 肋间神经及髂腹下神经。

【临床主治】月经不调，白带，小便不通，泄泻，痢疾，腰脊痛，阳痿。

【临床经验】配天枢、大肠俞主治消化不良；配中极、阴陵泉、膀胱俞主治五淋、小便不利；配气海、三阴交、肾俞、血海治疗月经不调、白带、宫冷不孕、先兆流产、阳痿、不育症。

【针刺艾灸】直刺或斜刺 0.8 ～ 1.2 寸；可灸。

【穴位属性】冲脉、足少阴会穴。

14. 四满 Sìmǎn

歌　诀

四满石门平，旁开半寸整，

月经不调疝，腹痛秘遗精。

【穴位定位】下腹部，脐中下 2 寸，前正中线旁开 0.5 寸。

【穴位解剖】在腹内、外斜肌腱膜及腹横肌腱膜、腹直肌中；有腹壁下动、静脉肌支；分布有第 11 肋间神经。

【临床主治】月经不调，崩漏，带下，不孕，产后恶露不净，小腹痛，遗精，遗尿，疝气，便秘，水肿。

【临床经验】配气海、三阴交、大敦、归来治疗疝气、睾丸肿痛；配气海、三阴交、肾俞、血海治疗月经不调、带下、遗精等病证。

【针刺艾灸】直刺 0.8 ～ 1.2 寸；可灸。

【穴位属性】冲脉、足少阴会穴。

15. 中注 Zhōngzhù

歌　诀

中注阴交平，旁开半寸整，

便秘尿淋涩，腹痛不调经。

【穴位定位】下腹部，脐中下 1 寸，前正中线旁开 0.5 寸。

【穴位解剖】在腹内、外斜肌腱膜及腹横肌腱膜、腹直肌中；有腹壁下动、静脉肌支；分布有第 10 肋间神经。

【临床主治】月经不调，腰、胃痛，大便燥结，泄泻，痢疾。

【临床经验】配肾俞、委中、气海俞治疗腰背痛；配血海、肾俞、太冲、三阴交、阴交、中极治疗妇科病、月经不调、卵巢炎、睾丸炎、附件炎。

【针刺艾灸】直刺 0.8 ～ 1.2 寸；可灸。

【穴位属性】冲脉、足少阴会穴。

16. 肓俞 Huāngshù

歌　诀

肓俞神阙平，旁开半寸整，

腹痛腹胀吐，目赤肠疝疼。

【穴位定位】腹中部，脐中旁开 0.5 寸。

【穴位解剖】在腹内、外斜肌腱膜及腹横肌腱膜、腹直肌中；有腹壁下动、静脉肌支；分布有第 10 肋间神经。

【临床主治】腹痛绕脐，呕吐，腹胀，痢疾，泄泻，便秘，疝气，月经不调，腰脊痛。

【临床经验】配天枢、足三里、大肠俞治疗便秘、泄泻、痢疾；配中脘、足三里、内庭、天枢治疗胃痛、腹痛、疝痛、排尿、尿道涩痛等证。

【针刺艾灸】直刺 0.8 ～ 1.2 寸；可灸。

【穴位属性】冲脉、足少阴会穴。

17. 商曲 Shāngqū

歌　诀

商曲下脘平，旁开半寸整，
消化不良泻，便秘下胃痛。

【穴位定位】上腹部，脐中上 2 寸，前正中线旁开 0.5 寸。

【穴位解剖】在腹直肌内缘，有腹壁上下动、静脉分支；分布有第 9 肋间神经。

【临床主治】腹痛，泄泻，便秘，腹中积聚。

【临床经验】配中脘、大横治疗腹痛、腹胀；配支沟治疗便秘；配大肠俞、天枢治疗泄泻、痢疾。

【针刺艾灸】直刺 0.5 ～ 0.8 寸；可灸。

【穴位属性】冲脉、足少阴会穴。

18. 石关 Shíguān

歌　诀

石关建里平，旁开半寸整，
胃痛便秘吐，腹痛与痛经。

【穴位定位】上腹部，脐中上 3 寸，前正中线旁开 0.5 寸。

【穴位解剖】在腹直肌内缘，有腹壁上动、静脉分支；分布有第 9 肋间神经。

【临床主治】呕吐，腹痛，便秘，产后腹痛，妇人不孕。

【临床经验】配中脘、内关治疗胃痛、呕吐、腹胀；配三阴交、阴交、肾俞治疗先兆流产和不孕症。

【针刺艾灸】直刺 0.5 ～ 0.8 寸；可灸。

【穴位属性】冲脉、足少阴会穴。

19. 阴都 Yīndū

歌　诀

阴都中脘相平，旁开半寸穴应，

便秘哮喘目赤，腹痛腹胀肠鸣。

【穴位定位】上腹部，脐中上 4 寸，前正中线旁开 0.5 寸。

【穴位解剖】在腹直肌内缘，有腹壁上动、静脉分支；分布有第 8 肋间神经。

【临床主治】腹胀，肠鸣，腹痛，便秘，妇人不孕，胸胁满，疟疾。

【临床经验】配巨阙治疗心中烦满；配三阴交、血海治疗闭经；配中脘、天枢、足三里、四缝治疗纳呆及小儿疳积。

【针刺艾灸】直刺 0.5 ～ 0.8 寸；可灸。

【穴位属性】冲脉、足少阴会穴。

20. 腹通谷 Fùtōnggǔ

歌　诀

通谷上脘平，旁开半寸整，

腹痛腹胀泻，呕吐心悸惊。

【穴位定位】上腹部，脐中上 5 寸，前正中线旁开 0.5 寸。

【穴位解剖】在腹直肌内缘，有腹壁上动、静脉分支；分布有第 8 肋间神经。

【临床主治】腹痛，腹胀，呕吐，心痛，心悸，胸痛，暴喑。

【临床经验】配内关、中脘治疗胃气逆；配申脉、照海治疗癫痫、惊悸；

配上脘、足三里治疗纳呆。

【针刺艾灸】直刺或斜刺 0.5 ～ 0.8 寸；可灸。

【穴位属性】冲脉、足少阴会穴。

21. 幽门 Yōumén

歌　诀

幽门巨阙平，旁开半寸整，

嗳气呕吐泻，腹痛胸胁疼。

【穴位定位】上腹部，脐中上 6 寸，前正中线旁开 0.5 寸。

【穴位解剖】在腹直肌内缘，有腹壁上动、静脉分支；分布有第 7 肋间神经。

【临床主治】腹痛，呕吐，善哕，消化不良，泄泻，痢疾。

【临床经验】配玉堂治疗烦心呕吐；配中脘、建里治疗胃痛、噎嗝、呕吐；配天枢治疗腹胀、肠鸣、泄泻。

【针刺艾灸】直刺 0.5 ～ 0.8 寸，不可深刺，以免伤及内脏；可灸。

【穴位属性】冲脉、足少阴会穴。

22. 步廊 Bùláng（图 4-70）

歌　诀

步廊第五肋间隙，正中旁开二寸取，

胸满胁痛胸膜炎，鼻塞哮喘与咳逆。

【穴位定位】胸部，第 5 肋间隙，前正中线旁开 2 寸。

【穴位解剖】在胸大肌起始部，有肋间外韧带及肋间内肌；有第 5 肋间动、静脉；分布有第 5 肋间神经前皮支，深部为第 5 肋间神经。

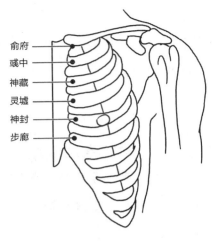

图 4-70　步廊穴

【临床主治】胸痛，咳嗽，气喘，呕吐，不嗜食，乳痈。

【临床经验】配定喘、列缺治疗外感和内伤咳喘；配心俞、内关治疗胸痹、心悸怔忡。

【针刺艾灸】斜刺或平刺 0.5～0.8 寸，不可深刺，以免伤及内脏；可灸。

23. 神封 Shénfēng

歌　诀

神封第四肋间隙，正中旁开二寸取，

肋间神经胸膜炎，支气管炎乳腺疾。

【穴位定位】胸部，第 4 肋间隙，前正中线旁开 2 寸。

【穴位解剖】在胸大肌中，有肋间外韧带及肋间内肌；有第 4 肋间动、静脉；分布有第 4 肋间神经前皮支，深部为第 4 肋间神经。

【临床主治】咳嗽，气喘，胸胁支满，呕吐，不嗜食，乳痈。

【临床经验】配阳陵泉、支沟治疗胸胁胀痛。

【针刺艾灸】斜刺或平刺 0.5～0.8 寸；可灸。

24. 灵墟 Língxū

歌 诀

灵墟第三肋间隙，正中旁开二寸取，

食少呕吐乳腺炎，胸胁满痛与咳逆。

【穴位定位】胸部第 3 肋间隙，前正中线旁开 2 寸。

【穴位解剖】在胸大肌中，有肋间外韧带及肋间内肌；有第 3 肋间动、静脉；分布有第 3 肋间神经前皮支，深层为第 3 肋间神经。

【临床主治】咳嗽，气喘，痰多，胸胁胀痛，呕吐，乳痈。

【临床经验】配足三里、中脘、内关治疗呕吐、纳呆；配神门、神藏治疗不寐健忘。

【针刺艾灸】斜刺或平刺 0.5 ～ 0.8 寸；可灸。

25. 神藏 Shéncáng

歌 诀

神藏第二肋间隙，正中旁开二寸取，

胸胁疼痛胸胁满，咳嗽呕吐少食欲。

【穴位定位】胸部第 2 肋间隙，前正中线旁开 2 寸。

【穴位解剖】在胸大肌中，有肋间外韧带及肋间内肌；有第 2 肋间动、静脉；分布有第 2 肋间神经前皮支，深层正当第 2 肋间神经。

【临床主治】咳嗽，气喘，胸痛，烦满，呕吐，不嗜食。

【临床经验】配天突、内关、太冲治疗梅核气；配心俞、玉堂治疗胸痹、噎嗝、冠状动脉粥样硬化性心脏病（冠心病）、心肌梗死。

【针刺艾灸】斜刺或平刺 0.5 ～ 0.8 寸；可灸。

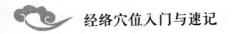

26. 彧中 Yùzhōng

歌　诀

彧中第一肋间隙，正中旁开二寸取，

胸胁胀满及呕吐，咳嗽咳痰与喘息。

【穴位定位】胸部第1肋间隙，前正中线旁开2寸。

【穴位解剖】在胸大肌中，有肋间外韧带及肋间内肌；有第1肋间动、静脉；分布有第1肋间神经前皮支，深层为第1肋间神经，皮下有锁骨上神经前支。

【临床主治】咳嗽，气喘，痰壅，胸胁胀满，不嗜食。

【临床经验】配风门、肺俞治疗外邪袭肺；配天突、间使、华盖治疗咽喉肿痛。

【针刺艾灸】斜刺或平刺0.5～0.8寸；可灸。

27. 俞府 Shùfǔ

歌　诀

俞府位于锁下缘，任脉旁开二寸边，

咳嗽胸痛及呕吐，支气管炎与哮喘。

【穴位定位】胸部锁骨下缘，前正中线旁开2寸。

【穴位解剖】在胸大肌中；有胸内动、静脉的前穿支；分布有锁骨上神经前支。

【临床主治】咳嗽，气喘，胸痛，呕吐，不嗜食。

【临床经验】配天突、肺俞、鱼际治疗咳嗽、咽痛；配足三里、合谷治疗胃气上逆之呕吐、呃逆。

【针刺艾灸】斜刺或平刺 0.5 ～ 0.8 寸；可灸。

九、手厥阴心包经穴位

手厥阴心包经从胸走手，主要循行在上肢内侧中间（图 4-71）。心包经上的腧穴主要分布于心包经循行所过的胸部、上肢内侧的中间、掌中及指尖。

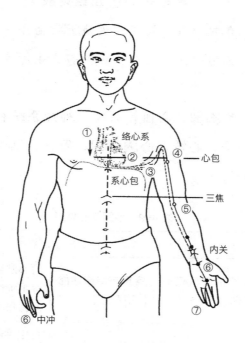

图 4-71　手厥阴心包络经循行

手厥阴心包络经循行歌

手厥阴经心主标，心包下膈络三焦，

太阴少阴中间走，入肘下臂两筋招，

起自胸中支出胁，下腋三寸循臑迢，

行掌心出中指末，支从小指次指交。

手厥阴心包经取穴时主要应掌握的定位标志有：乳头，肱二头肌长头和短头、肱二头肌肌腱、掌长肌腱、桡侧腕屈肌腱、腕横纹、掌指关节、中指尖端等。位于手厥阴心包经上的腧穴，从天池至中冲共9穴，其中：胸部1穴（天池），上臂部1穴（天泉），前臂部5穴（曲泽、郄门、间使、内关、大陵），手部2穴（劳宫、中冲）。

手厥阴心包经经穴歌

九穴心包手厥阴，天池天泉曲泽深，

郄门间使内关对，大陵劳宫中冲寻。

本经腧穴可主治胸部、心血管系统、神经系统和本经经脉所经过部位的病证，如：心痛、心悸、心胸烦闷、癫狂、呕吐、热病、疮病及肘臂挛痛等，见表4-9。

表4-9　手厥阴心包经

主要器官与组织	心脏、血管		
器官与组织功能（中医）	外护于心，代心受邪	器官与组织功能（西医）	与心脏泵功能、血液循环功能及自主神经系统关系密切，与情绪、精神相关
亢进时出现的主要病证（中医）	心悸，发怒，胸痛，头热痛，上肢痛，但欲寐，目赤，便秘	亢进时出现的主要疾病（西医）	自主神经失调引起的心血管功能异常，部分为器质性心血管病变，如风湿性心脏病、冠状动脉粥样硬化性心脏病、高血压心脏病、甲亢性心脏病、心肌炎、高血压等应结合年龄、病史等综合分析
衰弱时出现的主要病症（中医）	心烦，心搏过快，眩晕，呼吸困难，上肢无力，胸痛，目黄，多梦	衰弱时出现的主要疾病（西医）	高血压、动脉硬化、冠心病，以及其他心脏病，亦应结合年龄、代谢、病史等综合分析

手厥阴心包经主病歌

厥阴主治心血病^①，心律失常心绞痛，

心律异常与休克，脉管炎与无脉症，

另治胃炎胃溃疡，呕吐昏迷精神病。

注：①指心血管疾病

1. 天池 Tiānchí

歌　诀

天池四肋间，乳外一寸边，

胸痛及胸闷，热病不出汗，

咳嗽痰多喘，乳少乳腺炎。

【穴位定位】胸部第 4 肋间隙，乳头外 1 寸，前正中线旁开 5 寸。

【穴位解剖】在胸大肌外下部，胸小肌下部起始处，深层为第 4 肋间内、外肌；有胸腹壁静脉及胸外侧动、静脉分支；分布有胸前神经肌支及第 4 肋间神经。

【临床主治】胸闷，心烦，咳嗽，痰多，气喘，胸痛，腋下肿痛，瘰疬，疟疾，乳汁少，乳痈。

【临床经验】配列缺、丰隆治疗咳嗽；配内关治疗心痛；配支沟治疗胁肋痛。

【针刺艾灸】斜刺或平刺 0.5 ～ 0.8 寸；可灸。本穴正当胸腔，内有心、肺，不宜深刺。

【穴位属性】手厥阴、足少阳之会穴。

2. 天泉 Tiānquán

歌 诀

天泉位于腋前，肱肌二头之间，

腋前纹头下二，心痛心悸心烦，

咳嗽肩背疼痛，乳汁不足乳腺。

【穴位定位】臂内侧腋前纹头下 2 寸，肱二头肌的长、短头之间。

【穴位解剖】在肱二头肌的长短头之间；有肱动、静脉肌支；为臂内侧皮神经及肌皮神经分布处。

【临床主治】心痛，心悸，心烦，胸胁胀满，咳嗽，胸背及上臂内侧痛，乳汁不足。

【临床经验】配内关、通里治心痛、心悸；配肺俞、支沟治疗咳嗽、胸胁痛；配侠白、曲池、外关治疗上肢痿、痹、瘫、痛。

【针刺艾灸】直刺 0.5～0.8 寸；可灸。

3. 曲泽 Qūzé

歌 诀

肘横纹上寻曲泽，肱二头肌腱尺侧，

心痛善惊与胃痛，咳喘吐泻或高热。

【穴位定位】肘横纹中，肱二头肌腱的尺侧缘。

【穴位解剖】在肱二头肌腱的尺侧；当肱动、静脉处；分布有正中神经的本干。

【临床主治】心痛，善惊，心悸，胃痛，呕吐，转筋，热病，烦躁，肘臂痛，上肢颤动，咳嗽。

【临床经验】配神门、鱼际治疗呕血；配内关、大陵治疗心胸痛；配大陵、心俞、厥阴俞治疗心悸、心痛；配少商、尺泽、曲池治疗肘臂挛急、肩臂痛。

【针刺艾灸】直刺 0.8 ～ 1 寸，或者用三棱针刺血；可灸。

【穴位属性】心包经合穴。

4. 郄门 Xìmén（图 4-72）

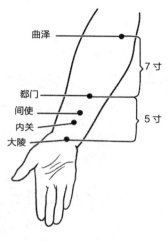

图 4-72　郄门穴

歌　诀

腕上五寸郄门，桡长肌腱之间，

心律失常心痛，心动过速过缓，

五心烦热鼻衄，膈肌痉挛臂瘫。

【穴位定位】前臂掌侧曲泽与大陵的连线上，腕横纹上 5 寸。

【穴位解剖】在桡侧，腕屈肌腱与掌长肌腱之间，有指浅屈肌，深部为指深屈肌；有前臂正中动、静脉，深部为前臂掌侧骨间动、静脉；分布有前臂内侧皮神经，其下为正中神经，深层有前臂掌侧骨间神经。

【临床主治】心痛，心悸，胸痛，心烦，咳血，呕血，衄血，疔疮，癫疾，膈肌痉挛，臂瘫。

【临床经验】配大陵治疗咯血；配曲泽、大陵治疗心痛；配梁丘、足三里、太冲治疗神经性呕吐；配内关治疗急性缺血性心肌损伤。

【针刺艾灸】直刺 0.5～1 寸；可灸。

【穴位属性】心包经郄穴。

5. 间使 Jiānshǐ

歌　诀

间使腕上三寸，桡长肌腱之间，

心痛心悸胃痛，呕吐热病烦躁，

癫狂痫证腋肿，肘挛臂痛能治。

【穴位定位】前臂掌侧，曲泽与大陵的连线上，腕横纹上 3 寸，掌长肌腱与桡侧腕屈肌腱之间。

【穴位解剖】在桡侧腕屈肌腱与掌长肌腱之间，有指浅屈肌，深部为指深屈肌；有前臂正中动、静脉，深层为前臂掌侧骨间动、静脉；分布有前臂内侧皮神经、前臂外侧皮神经，其下为正中神经掌皮支，最深层为前臂掌侧骨间神经。

【临床主治】心痛，心悸，胃痛，呕吐，热病，烦躁，疟疾，癫狂，痫证，腋肿，肘挛，臂痛。

【临床经验】配支沟治疗疟疾；配尺泽治疗反胃、呕吐、呃逆；配水沟、太冲治疗癔证；配腰奇治疗癫痫。

【针刺艾灸】直刺 0.5～1 寸；可灸。

【穴位属性】心包经经穴。

6. 内关 Nèiguān

歌　诀

内关腕上二寸，桡长肌腱之间，

心痛心悸胸痛，心动过速过缓，

胃痛呕吐不寐，癫狂郁证眩晕，

中风偏瘫哮喘，热病产后血晕。

临床细加分析，针刺皆有效验。

内关

【穴位定位】前臂掌侧曲泽与大陵的连线上，腕横纹上 2 寸，掌长肌腱与桡侧腕屈肌腱之间。

【穴位解剖】在桡侧腕屈肌腱与掌长肌腱之间，有指浅屈肌，深层为指深屈肌；有前臂正中动、静脉，深层为前臂掌侧骨间动、静脉；分布有前臂内侧皮神经，其下为正中神经掌皮支，最深层为前臂掌侧骨间神经。

【临床主治】心痛，心悸，胸痛，胃痛，呕吐，呃逆，不寐，癫狂，痫证，郁证，眩晕，中风，偏瘫，哮喘，偏头痛，热病，产后血晕，肘臂挛痛。

【临床经验】配公孙治腹痛；配膈俞治疗胸满支肿；配中脘、足三里治疗胃痛、呕吐、呃逆；配外关、曲池治疗上肢不遂、手震颤。配患侧悬厘治疗偏头痛；配建里除胸闷。

【针刺艾灸】直刺 0.5 ～ 1 寸；可灸。

【穴位属性】心包经络穴，八脉交会穴，通阴维脉。

临床治疗经验

沈某，女，62 岁，2007 年 5 月 9 日初诊。自觉阵发性心动异常，心慌不安 1 年余，加重 1 个月。其心慌、心动异常每到冬季加重，常在紧张时发作。曾在多家医院治疗，做过心、肾、头颅等相关检查，未发现异常，诊断为心神经官能症。曾服用普萘洛尔、维生素 B₁ 等药物治疗，仍有不时发作。近 2 个月以来，自觉心动不安加重，发作呈阵发性，持续数分钟至数十分钟不等，伴有面红、肢冷，发作时心电图示窦性心动过速，未发作时如常人，唯神疲倦怠，形寒怕冷，舌淡边有齿痕，苔薄白，脉沉。辨证为心悸（心阳不振型）。治以振奋心阳、宁神定悸。取两侧内关，刺入 0.8 寸左右，用平补平泻法，留针 20 分钟，留针期间每 3 ～ 5 分钟行针 1 次，每日针治 1 次。针刺 4 次后，发作次数减少，又再针刺 10 次，针刺期间未再发作。随访 6 个月未见复发。

7. 大陵 Dàlíng

歌　诀

腕纹中央取大陵，桡长肌腱之间应，

心痛心悸与胃痛，惊悸癫狂胸胁痛。

【穴位定位】腕掌横纹的中点处，掌长肌腱与桡侧腕屈肌腱之间。

【穴位解剖】在掌长肌腱与桡侧腕屈肌腱之间，有踇长屈肌和指深屈肌腱；有腕掌侧动、静脉网；分布有前臂内侧皮神经、正中神经掌皮支，深层为正中神经本干。

【临床主治】心痛，心悸，胃痛，呕吐，惊悸，癫狂，痫证，胸胁痛，腕关节疼痛。

【临床经验】配劳宫治疗心绞痛、不寐；配外关、支沟治疗腹痛、便秘；配水沟、间使、心俞、丰隆治疗癫、狂、痫、惊悸。

【针刺艾灸】直刺 0.3 ～ 0.5 寸；可灸。

【穴位属性】心包经输穴、原穴。

8. 劳宫 Láogōng

歌　诀

屈指握拳取劳宫，中环指尖对掌中，

吐血衄血中风昏，癫狂中暑鹅掌风。

【穴位定位】手掌心，第 2、3 掌骨之间偏于第 3 掌骨，握拳屈指的中指尖处。

【穴位解剖】在第 2、3 掌骨间，下为掌腱膜、第 2 蚓状肌及指浅、深屈肌腱，深层为拇指内收肌横头的起端，有骨间肌；有指掌侧总动脉；分布有正中神经的第 2 指掌侧总神经。

【临床主治】中风昏迷，中暑，心痛，癫狂，痫证，口疮，口臭，鹅掌风。

【临床经验】配后溪治疗糖尿病、黄疸。

【针刺艾灸】直刺 0.3 ～ 0.5 寸；可灸。

【穴位属性】心包经荥穴。

9. 中冲 Zhōngchōng

歌　诀

中指尖端中冲，晕厥昏迷中风，

小儿惊风中暑，舌强不语心痛。

【穴位定位】手中指末节尖端中央。

【穴位解剖】有指掌侧固有动、静脉所形成的动、静脉网；为正中神经之指掌侧固有神经分布处。

【临床主治】中风昏迷，舌强不语，中暑，昏厥，小儿惊风，热病，舌下肿痛。

【临床经验】配内关、水沟治疗小儿惊风、中暑、中风昏迷等；配金津、玉液、廉泉治舌强不语、舌本肿痛；配商阳治疗耳聋时不闻音。

【针刺艾灸】浅刺 0.1 寸；或用三棱针点刺出血。

【穴位属性】心包经井穴。

十、手少阳三焦经穴位

手少阳三焦经从手走头，主要循行在上肢外侧中间（图4-73）。三焦经上的腧穴主要分布于三焦经循行所过的手部、上肢外侧中间、肩、颈、侧头部及面部。

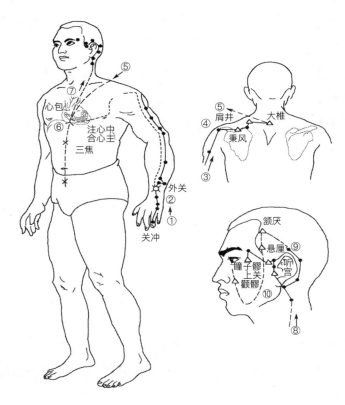

图 4-73　手少阳三焦经循行

手少阳三焦经循行歌

手少阳经三焦脉，起于小指次指端，

循属三焦支膻中，从缺上项系耳上，

两指之间循表腕，出臂两骨行外关，

下行耳颊至顺际，支从耳后耳中存，

上行贯肘循臑外，上肩交出少阳寰，

出走耳前交两颊，至目锐眦胆经论，

入缺盆而布膻中，上络心包下膈从。

　　手少阳三焦经取穴时主要应掌握的定位标志有：指甲角、第4、5掌指关指总伸肌腱、腕背横纹、尺骨和桡骨、尺骨鹰嘴、三角肌、肩峰、肱骨大结节、第7颈椎、下颌角、胸锁乳突肌、乳突、耳郭、耳郭根、耳尖、鬓发后缘、下颌骨髁状突、眉梢等。

　　位于手少阳三焦经上的腧穴，从关冲至丝竹空共23穴，其中手部4穴（关冲、液门、中渚、阳池），前臂部5穴（外关、支沟、会宗、三阳络、四渎），上臂部4穴（天井、清冷渊、消泺、臑会），肩颈部3穴（肩髎、天髎、天牖），头面部7穴（翳风、瘛脉、颅息、角孙、耳门、耳和髎、丝竹空）。

手少阳三焦经经穴歌

二十三穴手少阳，关冲液门中渚旁，

阳池外关支沟正，会宗三阳四渎长，

天井清冷渊消泺，臑会肩髎天髎堂，

天牖翳风瘛脉青，颅息角孙耳门当，

和髎耳前发际边，丝竹空在眉外藏。

　　本经腧穴主治热病、头面五官病证和本经经脉所过部位的病证，如头痛、耳聋、耳鸣、目赤肿痛、颊肿、水肿、小便不利、遗尿，以及肩臂外侧痛等证，见表4-10。

手少阳三焦经经主病歌

少阳三焦治五官，耳鸣耳聋中耳炎，

头颞疼痛结膜炎，急慢咽炎近视眼，

疟疾发热胁肋痛，遗尿腹胀与气满。

表4-10　手少阳三焦经

主要器官与组织	免疫、淋巴、炎症		
器官与组织功能（中医）	气化场所，水液代谢通道。上焦如雾（心与肺），中焦如沤（脾与胃），下焦如渎（肾与膀胱）	器官与组织功能（西医）	所有内脏的功能：胸腹腔（肺、脾、胰、肝、胃），骨盆腔（小肠、肾、大肠、膀胱、子宫、卵巢等），尤其与炎症反应关系密切
亢进时出现的主要病证（中医）	上肢痛，肩颈无力，耳鸣、耳痛，头剧痛，食欲缺乏，不寐，发怒	亢进时出现的主要疾病（西医）	呼吸道、消化道、泌尿生殖系统（女性子宫、附件、盆腔）及骨骼肌肉系统出现急性炎症表现。某些过敏性疾病，如过敏性皮炎、过敏性哮喘，以及胶原性疾病亦出现亢进状态
衰弱时出现的主要病证（中医）	上肢无力麻木，面色白，呼吸表浅，发冷，尿少，精神与身体倦怠，忧郁，肌肉松弛无力，听力障碍	衰弱时出现的主要疾病（西医）	呼吸道、消化道、泌尿生殖系统（女性子宫、附件、盆腔）及骨骼肌肉系统出现慢性炎症表现。慢性过敏性疾病及慢性胶原性疾病亦出现衰弱状态

1. 关冲 Guānchōng（图4-74）

歌　诀

关冲环指尺端取，距指甲角韭叶许，

头痛目赤与耳聋，舌强疟腮与喉痹。

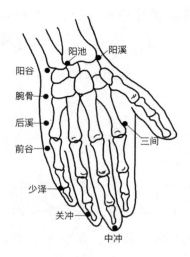

图 4-74　关冲穴

【穴位定位】手环指末节尺侧，距指甲角 0.1 寸。

【穴位解剖】有指掌固有动、静脉形成的动、静脉网；分布有来自尺神经的指掌侧固有神经。

【临床主治】头痛，目赤，耳聋，耳鸣，喉痹，舌强，热病，心烦。

【临床经验】配内关、水沟治疗中暑、昏厥。

【针刺艾灸】浅刺 0.1 寸，或有三棱针点刺出血；可灸。

【穴位属性】三焦经井穴。

临床治疗经验

车某，男，3 岁。其母亲代诉：发热抽搐 2 日。患儿因感冒发热，当晚连续抽搐 3 次而就诊抽搐时，角弓反张，两目上视，口噤不开，四肢痉挛，不省人事，抽搐停止后神志尚清，饮食如常。2 日未解大便，体温 38.4℃，脉象浮数。辨证为里热外感，热盛动风之急惊风。治拟辛凉解表，息风解痉。首先点刺手十二井穴出血，以泻法配刺合谷、太冲等穴。依上法针刺治疗 2 次，热退抽止，大便已解而愈。3 个月后，亲友前来，告知无复发。

按：本病为心火、肝风邪气有余的实证，"诸风棹眩，皆属于肝"，其抽搐多与肝有关，心主惊，惊惕、悸动不安，又多心火太甚，也可引动肝风。首先点刺手十二井穴出血，用以退热、解痉、安神，配合谷、太冲以加强其退热醒神的作用。

2. 液门 Yèmén

歌 诀

液门须握拳，四五指缝间，

眼病及耳聋，牙痛咽喉炎，

头痛手臂痛，耳痛与耳鸣。

【穴位定位】手背部第 4、5 指间，指蹼缘后方赤白肉际处。

【穴位解剖】有来自尺动脉的指背动脉；分布有来自尺神经的手背支。

【临床主治】头痛，目赤，耳痛，耳鸣，耳聋，喉痹，疟疾，手臂痛，牙痛，咽喉炎。

【临床经验】配鱼际治疗喉痛。

【针刺艾灸】直刺 0.3 ～ 0.5 寸；可灸。

【穴位属性】三焦经荥穴。

3. 中渚 Zhōngzhǔ

歌 诀

中渚手背凹陷，四五关节后面，

落枕肩背疼痛，耳聋耳鸣咽炎。

【穴位定位】手背部环指本节（掌指关节）的后方，第 4、5 掌骨间凹陷处。

【穴位解剖】有第 4 骨间肌；皮下有手背静脉网及第 4 掌背动脉；分

布有来自尺神经的手背支。

【临床主治】落枕，头痛，目眩，目赤，目痛，耳聋，耳鸣，喉痹（咽炎），肩背肘臂酸痛，手指不能屈伸，脊臀痛，热病。

【临床经验】配角孙治疗耳鸣、耳聋；配太白治疗大便难；配支沟、内庭治疗嗌痛。

【针刺艾灸】直刺 0.3 ～ 0.5 寸；可灸。

【穴位属性】三焦经输穴。

4. 阳池 Yángchí

歌　诀

阳池腕背尺侧找，指总伸肌尺侧凹，

消渴腕痛肩臂痛，耳聋疟疾口干消。

【穴位定位】腕背横纹中，指总伸肌腱的尺侧缘凹陷处。

【穴位解剖】皮下有手背静脉网，第 4 掌背动脉；分布有尺神经手背支及前臂背侧皮神经末支。

【临床主治】腕痛，肩臂痛，耳聋，疟疾，消渴，口干，喉痹。

【临床经验】配合谷、尺泽、曲池、中渚治疗手臂拘挛。

【针刺艾灸】直刺 0.3 ～ 0.5 寸；可灸。

【穴位属性】三焦经原穴。

5. 外关 Wàiguān（图 4-75）

歌　诀

前臂背侧取外关，腕上二寸桡尺间，

耳聋耳鸣偏头痛，胸胁肢痛发热感。

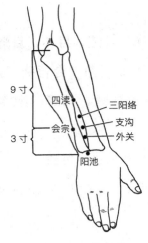

图 4-75　外关穴

【穴位定位】前臂背侧，阳池与肘尖的连线上，腕背横纹上 2 寸，尺骨与桡骨之间。

【穴位解剖】在桡骨与尺骨之间，指总伸肌与拇长伸肌之间，屈肘俯掌时则在指总伸肌的桡侧；深层有前臂骨间背侧动脉和掌侧动、静脉；分布有前臂背侧皮神经，深层有前臂骨间背侧及掌侧神经。

【临床主治】热病，偏头痛，颊痛，耳聋，耳鸣，目赤肿痛，胁痛，肩背痛，肘臂屈伸不利，手指疼痛，手颤，胸胁肢痛。

【临床经验】配足临泣治疗颈项强痛、肩背痛；配大椎、曲池治疗外感热病；配阳陵泉治疗胁痛。

【针刺艾灸】直刺 0.5 ～ 1 寸；可灸。

【穴位属性】三焦经络穴，八脉交会穴，通阳维脉。

临床治疗经验

张某，男，15 岁，学生。2005 年 2 月 23 中午打篮球时扭伤左踝关节，1 小时后由同学搀扶来门诊就诊。查体：左踝外侧局部肿胀，左足着力困难，明显跛行，踝关节可被动进行轻度背伸，跟腓韧带压痛，跖屈和旋转活动，排除骨折和脱臼。诊断为急性左踝关节扭伤。采用针外关穴,透至内关,提插、捻转运针,每 5 分钟行针 1 次,20 分钟后,左踝关节疼痛减轻,第 2 天续针 1 次,针法同前,针毕疼痛消失大半。

按:外关透内关穴,两穴同时刺激,疏通阴维、阳维脉,经脉通畅,关节功能恢复。针刺外关穴,下病上治,调节扭伤导致痉挛的踝关节韧带而获效。

6. 支沟 Zhīgōu

歌　诀

支沟外关上一,胸胁外侧肩臂,

伤寒热病无汗,肩背酸痛便秘。

【穴位定位】前臂背侧,阳池与肘尖的连线上,腕背横纹上 3 寸,尺骨与桡骨之间。

【穴位解剖】在桡骨与尺骨之间,指总伸肌与拇长伸肌之间,屈肘俯掌时则在指总伸肌的桡侧;深层有前臂骨间背侧和掌侧动、静脉;分布有前臂背侧皮神经,深层有前臂骨间背侧及掌侧神经。

【临床主治】暴喑,耳聋,耳鸣,肩背酸痛,胁肋痛,呕吐,便秘,热病。

【临床经验】配天枢治疗大便秘结;配双侧支沟治疗急性腰扭伤、胁痛。

【针刺艾灸】直刺 0.5 ～ 1 寸;可灸。

【穴位属性】三焦经经穴。

临床治疗经验

刘某,男,32 岁,司机。由于长时间驾驶汽车(超过 24 小时)感到左下肢小腿外侧疼痛,不能走路,由朋友扶入院就诊。检查患者左小腿外侧压痛,肌肉痉挛发硬,皮肤表面无红肿,患者有一种抽搐样疼痛感,并且脚不能踏地。治疗方法:取患者右侧支沟穴,直刺 1 寸左右,行提插、捻转手法,得气后,令患者活动左下肢,当即疼痛减轻,留针 30 分钟后,疼痛已无,行走如常。

7. 会宗 Huìzōng

歌　诀

腕上三寸取会宗,支沟尺侧一指横,

穴居尺骨桡侧缘,癫痫肢痛与耳聋。

【穴位定位】在前臂背侧,当腕背横纹上 3 寸,支沟尺侧,尺骨的桡侧缘。

【穴位解剖】尺骨桡侧缘,在小指固有伸肌和尺侧腕伸肌之间;有前臂骨间背侧动、静脉;分布有前臂背侧皮神经,深层有前臂骨间背侧神经和骨间掌侧神经。

【临床主治】耳聋,痫证,上肢肌肤痛。

【临床经验】配听会、耳门治疗耳聋;配大包治疗上肢肌肉痛、软组织挫伤。

【针刺艾灸】直刺 0.5 ～ 1 寸;可灸。

【穴位属性】三焦经郄穴。

8. 三阳络 Sānyángluò

歌　诀

支沟上一三阳络,中下相交臂背侧,

牙痛耳聋瘖失语,上肢疼痛身懒惰。

【穴位定位】前臂背侧,腕背横纹上 4 寸,尺骨与桡骨之间。

【穴位解剖】在指总伸肌与拇长展肌起端之间;有前臂骨间背侧动、静脉;分布有前臂背侧皮神经,深层为前臂骨间背侧神经。

【临床主治】暴喑,耳聋,手臂痛,龋齿痛。

【临床经验】配曲池、合谷、肩井治疗中风后遗症上肢不遂。

【针刺艾灸】直刺 0.5 ～ 1 寸；可灸。

9. 四渎 Sìdú

歌　诀

尺骨鹰嘴下五寸，尺桡之间四渎寻，

耳聋耳鸣头牙痛，前臂疼痛与暴喑。

【穴位定位】前臂背侧，阳池与肘尖的连线上，肘尖下 5 寸，尺骨与桡骨之间。

【穴位解剖】在指总伸肌和尺侧腕伸肌之间；深层有前臂骨间背侧动、静脉；分布有前臂背侧皮神经，深层有前臂骨间背侧神经。

【临床主治】暴喑，暴聋，齿痛，呼吸气短，噎膈，前臂痛。

【临床经验】配三阳络、消泺、肩髎、天髎、肩外俞治疗肩臂痛；配三阳络、阳溪治疗手指伸展不利，上肢不遂。

【针刺艾灸】直刺 0.5 ～ 1 寸；可灸。

10. 天井 Tiānjǐng

歌　诀

尺骨鹰嘴后上行，屈肘凹陷取天井，

耳聋耳鸣淋巴肿，胁肋颈项肩臂疼。

【穴位定位】臂外侧，屈肘时肘尖直上 1 寸凹陷处。

【穴位解剖】在肱骨下端后面鹰嘴窝中，有肱三头肌腱；有肘关节动、静脉网；分布有臂背侧皮神经和桡神经肌支。

【临床主治】偏头痛，胁肋、颈项、肩臂痛，耳聋，瘰疬，瘿瘤，癫痫。

【临床经验】配率谷治疗偏头痛；配天突治疗瘿气；配臂治疗瘰疬、瘾疹；配巨阙、心俞治疗精神恍惚。

【针刺艾灸】直刺 0.5～1 寸；可灸。

11. 清冷渊 Qīnglěngyuān

歌 诀

天井上一清冷渊，头痛目黄痛臂肩，

上肢疼痛不能举，刺灸此穴笑开颜。

【穴位定位】臂外侧，屈肘时肘尖直上 2 寸，即天井上 1 寸。

【穴位解剖】在肱三头肌下部；有中侧副动、静脉末支；分布有臂背侧皮神经及桡神经肌支。

【临床主治】头痛，目黄，肩臂痛不能举。

【临床经验】配肩髎、天髎、臑俞、养老、合谷治疗上肢痿、痹、瘫、痛。

【针刺艾灸】直刺 0.5～1 寸；可灸。

12. 消泺 Xiāoluò

歌 诀

消泺距三清冷渊，清臑连线之中间，

头痛头晕颈项强，牙痛臂痛与狂癫。

【穴位定位】臂外侧，清泠渊与臑会连线中点处。

【穴位解剖】在肱三头肌肌腹的中间；有中侧副动、静脉；分布有臂背侧皮神经及桡神经。

【临床主治】头痛，颈项强痛，臂痛，齿痛，癫疾。

【临床经验】配肩髎、肩髃、臑会、清泠渊治疗肩臂痛、上肢不遂、肩周炎。

【针刺艾灸】直刺 0.8 ～ 1 寸；可灸。

13. 臑会 Nàohuì

歌 诀

消泺上三腋下三，臑会位于肌后缘，
肩髎鹰嘴之连线，甲状腺肿臂酸软，
肘及前臂难屈伸，腋背疼痛肩周炎。

【穴位定位】臂外侧肘尖与肩髎的连线上，肩髎下 3 寸，三角肌的后下缘。

【穴位解剖】在肱三头肌长头与外侧头之间；有中侧副动、静脉；分布有臂背侧皮神经、桡神经肌支，深层为桡神经。

【临床主治】肩臂痛，瘿瘤，瘰疬，目疾，肩胛肿痛。

【临床经验】配肩俞、肩贞治疗肩周炎；配肘髎、外关治疗肘臂挛痛。

【针刺艾灸】直刺 0.5 ～ 1 寸；可灸。

14. 肩髎 Jiānliáo（图 4-76）

歌 诀

肩峰后下取肩髎，上臂平举肩后凹，
肩臂疼痛肩周炎，荨麻疹及中风瘫。

【穴位定位】肩部肩髃后方，臂外展时，于肩峰后下方呈现凹陷处。

【穴位解剖】在三角肌中；有旋肱后动脉；分布有腋神经的肌支。

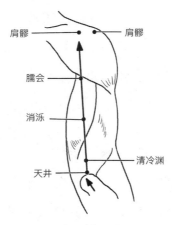

图 4-76　肩髎穴

【临床主治】臂痛，肩重不能举。

【临床经验】配天宗、曲垣治疗肩背痛；配肩井、天池、养老治疗上肢不遂、肩周炎。

【针刺艾灸】直刺 0.5 ～ 1 寸；可灸。

15. 天髎 Tiānliáo

歌　诀

肩胛上角取天髎，肩井曲垣连线找，

颈项疼痛肩背痛，热汗不出胸烦扰。

【穴位定位】肩胛部，肩井与曲垣的中间，肩胛骨上角处。

【穴位解剖】有斜方肌、冈上肌；有颈横动脉降支，深层为肩胛上动脉肌支；分布有第 1 胸神经后支外侧皮支、副神经，深层为肩胛上神经肌支。

【临床主治】肩臂痛，颈项强痛，胸中烦满。

【临床经验】配秉风、天宗、清冷渊、臑会治疗颈肩综合征、上肢不遂。

【针刺艾灸】直刺 0.5 ～ 0.8 寸；可灸。

16. 天牖 Tiānyǒu

歌 诀

乳突后下取天牖，胸肌后缘天容后，

颈项强痛肩背痛，头晕耳聋与面肿。

【穴位定位】颈侧部乳突的后下方，平下颌角，胸锁乳突肌的后缘。

【穴位解剖】在胸锁乳突肌后缘；有枕动脉的分支，耳后动、静脉及颈后浅静脉；分布有枕小神经本干，深层为副神经、颈神经。

【临床主治】头晕，头痛，面肿，目昏，暴聋，项强。

【临床经验】配外关、率谷治疗偏头痛、耳鸣、耳聋、腮腺炎。

【针刺艾灸】直刺 0.8 ～ 1 寸；可灸。

17. 翳风 Yìfēng（图 4-77）

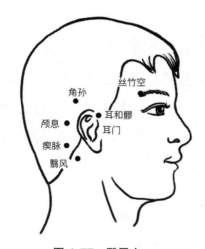

图 4-77　翳风穴

歌 诀

翳风耳垂后边，颌角乳突之间，

耳聋耳鸣耳炎，腮腺炎及面瘫。

【穴位定位】耳垂后方，乳突与下颌角之间的凹陷处。

【穴位解剖】有耳后动、静脉及颈外浅静脉；分布有耳大神经，深部为面神经干从颅骨穿出处。

【临床主治】耳鸣，耳聋，口眼㖞斜，牙关紧闭，颊肿，瘰疬。

【临床经验】配地仓、承浆、水沟、合谷治疗口噤不开。

【针刺艾灸】直刺 0.8 ～ 1 寸；可灸，勿直接灸。

18. 瘛脉 Chìmài

歌　诀

乳突中央取瘛脉，翳风角孙中下界，

头痛耳聋与耳鸣，呕吐泻痢小儿惊。

【穴位定位】头部耳后乳突中央，当角孙与翳风之间，沿耳轮连线的中、下 1/3 的交点处。

【穴位解剖】在耳后肌上；有耳后动、静脉；分布有耳大神经耳后支。

【临床主治】头痛，耳聋，耳鸣，小儿惊痫，呕吐，泄痢。

【临床经验】配翳风、耳门、听宫、听会、百会治疗耳硬化，提高听力。

【针刺艾灸】平刺 0.3 ～ 0.5 寸，或点刺出血；可灸。

19. 颅息 Lúxī

歌　诀

颅息向下接瘛脉，翳风角孙中上界，

头痛耳鸣与耳聋，呕吐涎沫小儿惊。

【穴位定位】头部角孙与翳风之间，沿耳轮连线的上、中 1/3 的交点处。

【穴位解剖】有耳后动、静脉；分布有耳大神经和枕大神经的吻合支。

【临床主治】头痛、耳鸣、耳痛、小儿惊痫，口吐涎沫。

【临床经验】配太冲治疗小儿惊痫、口吐涎沫、瘰疬；配天冲、脑空、风池、太阳治疗偏头痛、头风病。

【针刺艾灸】平刺 0.2 ～ 0.5 寸；可灸。

20. 角孙 Jiǎosūn（图 4-78）

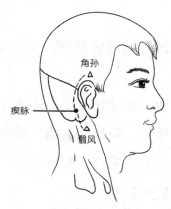

图 4-78　角孙穴

歌　诀

耳尖上方入发际，耳部红肿角孙医，

头项强痛与牙痛，视神经炎角云翳。

【穴位定位】头部折耳郭向前，耳尖直上入发际处。

【穴位解剖】有耳上肌；颞浅动、静脉耳前支；分布有耳颞神经分支。

【临床主治】耳部肿痛，目赤肿痛，目翳，齿痛，唇燥，项强，头痛。

【临床经验】率谷透角孙配足临泣治疗眩晕。

【针刺艾灸】平刺 0.3 ～ 0.5 寸；可灸。

21. 耳门 Ěrmén

歌　诀

耳门位于耳前，下颌关节后缘，

屏上切迹前方，张口呈现凹陷，

主治耳鸣耳聋，兼治牙痛耳炎。

【穴位定位】面部耳屏上切迹的前方，下颌骨髁状突后缘，张口有凹陷处。

【穴位解剖】有颞浅动、静脉耳前支；分布有耳颞神经、面神经分支。

【临床主治】耳聋，耳鸣，聤耳，齿痛，颈颌痛。

【临床经验】配丝竹空治疗牙痛；配兑端治疗上齿龋。

【针刺艾灸】直刺 0.5～1 寸；可灸。

22. 耳和髎 Ěrhéliáo

歌　诀

耳前上方入发际，颞浅动脉后面取，

和髎治疗头痛重，耳鸣面瘫牙紧闭。

【穴位定位】头侧部鬓发后缘，平耳郭根之前方，颞浅动脉的后缘。

【穴位解剖】有颞肌和颞浅动、静脉；分布有耳颞神经分支、面神经颞支。

【临床主治】头重痛，耳鸣，牙关拘急，颌肿，鼻准肿痛，口渴。

【临床经验】配养老、完骨治疗耳聋。

【针刺艾灸】斜刺 0.3～0.5 寸；可灸。

【穴位属性】手、足少阳及手太阳的交会穴。

23. 丝竹空 Sīzhúkōng

歌　诀

眉后陷中丝竹空，祛风清热治头痛，

目眩斜视结膜炎，面瘫癫痫视神经。

【穴位定位】面部眉梢凹陷处。

【穴位解剖】有眼轮匝肌；颞浅动、静脉额支；分布有面神经颧眶支及耳颞神经分支。

【临床主治】头痛，目眩，目赤痛，眼睑跳动，齿痛，癫痫。

【临床经验】配丝竹空治疗牙痛。

【针刺艾灸】平刺 0.5 ～ 1 寸；不宜灸。

十一、足少阳胆经穴位

足少阳胆经从头走足，主要循行在下肢外侧中间。胆经上的腧穴主要分布于胆经循行所过的侧头部、耳后、颈项、侧胸、侧腹部、下肢内中间、足部（图 4-79）。

足少阳胆经循行歌

听会上关颔厌集，悬颅悬厘曲鬓翘。

率谷天冲浮白次，窍阴完骨本神至。

阳白临泣开目窗，正营承灵脑空是。

风池肩井渊腋长，辄筋日月京门乡

带脉五枢维道续，居髎环跳市中渎。

阳关阳陵复阳交，外丘光明阳辅高。

悬钟丘墟足临泣，地五侠溪窍阴闭。

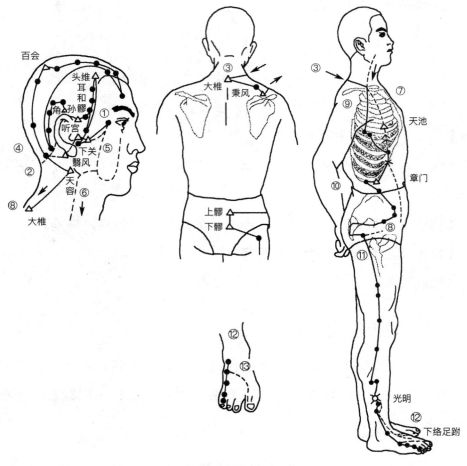

图 4-79　足少阳胆经穴位循行

足少阳胆经取穴时主要应掌握的解剖标志有：目外眦、眶骨、屏间切迹、下颌骨髁状突、颧弓、鬓发、耳尖、耳郭根、乳突、胸锁乳突肌、斜方肌、第 7 颈椎、肩峰、腋中线、第 4 及第 7 肋间隙、乳头、第 11 及第 12 肋游离端、肚脐、髂前上棘、股外侧肌、股二头肌、股骨外上髁、腓骨小头、腓骨、外踝、趾长伸肌腱、小趾伸肌腱、第 4 及第 5 跖骨结合部、趾蹼缘、趾甲角。

位于胆经上的腧穴，从瞳子髎至足窍阴共 44 穴，其中：头面部 20 穴（瞳子髎、听会、上关、颔厌、悬颅、悬厘、曲鬓、率谷、天冲、浮白、头窍阴、完骨、本神、阳白、头临泣、目窗、正营、承灵、脑空、风池），肩部 1 穴（肩井），胸部 3 穴（渊腋、辄筋、日月），腹部 4 穴（京门、带脉、五枢、维道），大腿部 5 穴（居髎、环跳、风市、中渎、膝阳关），小腿部 6 穴（阳陵泉、阳交、外丘、光明、阳辅、悬钟），足部 5 穴（丘墟、足临泣、地五会、侠溪、足窍阴）。

足少阳胆经经穴歌

足少阳起瞳子髎，四十四穴行召召，

听会上关颔厌集，悬颅悬厘曲鬓翘，

率谷天冲浮白次，窍阴完骨本神交，

阳白临泣目窗皮，正营承灵脑空朝，

风池肩井与渊液，辄筋日月京门标，

带脉五枢维道连，居髎环跳风市到，

中渎阳关阳陵泉，阳交外丘光明照，

阳辅悬钟丘墟外，临泣当在足背找，

地五会过是侠溪，窍阴穴在四趾梢。

本经腧穴可主治头面五官病、神志病、热病，以及本经脉所经过部位的病证，如口苦、目眩、头痛、颔痛、腋下肿、胸胁痛、缺盆部肿痛、下肢外侧痛等。

足少阳胆经主病歌

少阳胆经治头痛，耳聋耳鸣与眼病，

面瘫肝炎胆囊炎，胸胁下肢外侧痛。

1. 瞳子髎 Tóngzǐliáo（图 4-80）

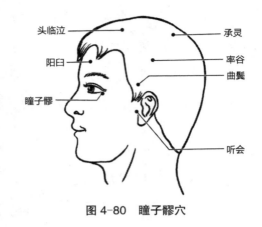

图 4-80　瞳子髎穴

歌　诀

瞳子髎居眶外缘，眼外眦角五分边，

口眼㖞斜偏头痛，萎缩近视结膜炎。

【穴位定位】面部目外眦旁，眶外侧缘处。

【穴位解剖】有眼轮匝肌，深层为颞肌；当颧眶动、静脉分布处；分布有颧面神经和颧颞神经、面神经的额颞支。

【临床主治】头痛，目赤，目痛，畏光，迎风流泪，远视不明，目生翳膜。

【临床经验】配合谷、足临泣、睛明治疗目生翳膜；配少泽治疗妇人乳肿；配养老、肝俞、光明、太冲治疗视物不明。

【针刺艾灸】向后刺或斜刺 0.3 ～ 0.5 寸，或用三棱针点刺出血。

【穴位属性】手太阳及手、足少阳之会。

2. 听会 Tīnghuì

歌　诀

听会耳屏切迹前，下颌髁状突后缘，

耳聋耳鸣及幻听，面瘫下颌关节炎。

【穴位定位】面部耳屏间切迹的前方，下颌骨髁突的后缘，张口有凹陷处。

【穴位解剖】有颞浅动脉耳前支，深部为颈外动脉及面后静脉；分布有耳大神经，皮下为面神经。

【临床主治】耳鸣，耳聋，流脓，齿痛，下颌脱臼，口眼㖞斜，面痛，头痛。

【临床经验】配颊车、地仓治疗中风口眼㖞斜。

【针刺艾灸】直刺 0.5 寸；可灸。

3. 上关 Shàngguān

歌 诀
耳前颧骨弓上缘，下关上凹取上关，
耳聋耳鸣偏头痛，牙痛癫痫及面瘫。

【穴位定位】耳前下关直下，颧弓的上缘凹陷处。

【穴位解剖】在颞肌中；有颧眶动、静脉；分布有面神经的颧眶支及三叉神经小分支。

【临床主治】头痛，耳鸣，耳聋，聤耳，口眼㖞斜，面痛，齿痛，惊痫，瘛疭。

【临床经验】配肾俞、翳风、太溪、听会治疗老年人肾虚耳鸣、耳聋；配耳门、合谷、颊车治疗颞下颌关节炎、牙关紧闭。

【针刺艾灸】直刺 0.5 ～ 0.8 寸；可灸。

【穴位属性】手少阳、足阳明之会。

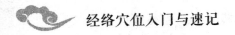

4. 颔厌 Hànyàn

歌　诀

颞前鬓发取颔厌，头维曲鬓之连线，

耳鸣目眩偏头痛，牙痛癫痫与面瘫。

【穴位定位】头部鬓发上，头维与曲鬓弧形连线的上 1/4 与下 3/4 交点处。

【穴位解剖】在颞肌中；有颞浅动、静脉额支；分布有耳颞神经颞支。

【临床主治】头痛，眩晕，目外眦痛，齿痛，耳鸣，惊痫。

【临床经验】配悬颅治疗偏头痛；透悬颅、悬厘，配外关、风池治疗眩晕。

【针刺艾灸】直刺 0.3 ～ 0.4 寸；可灸。

【穴位属性】手少阳、足阳明之会。

5. 悬颅 Xuánlú

歌　诀

悬颅位居鬓发边，头维曲鬓连中点，

牙痛面肿偏头痛，鼻衄身热不出汗。

【穴位定位】头部鬓发上，头维与曲鬓弧形连线的中点处。

【穴位解剖】在颞肌中；有颞浅动、静脉额支；分布有耳颞神经颞支。

【临床主治】偏头痛，面肿，目外眦痛，齿痛。

【临床经验】配颔厌治疗偏头痛；配曲池、合谷治疗热病头痛。

【针刺艾灸】向后平刺 0.5 ～ 0.8 寸；可灸。

6. 悬厘 Xuánlí

悬颅曲鬓连中点，悬厘位居鬓下边，

面肿耳鸣偏头痛，热病眼红与心烦。

【穴位定位】头部鬓发上，头维与曲鬓弧形连线的上四分之三与下四分之一交点处。

【穴位解剖】在颞肌中；有颞浅动、静脉额支；分布有耳颞神经颞支。

【临床主治】偏头痛，面肿，目外眦痛，耳鸣，上齿痛。

【临床经验】配鸠尾治疗热病、偏头痛引至目外眦；配束骨治疗癫痫。

【针刺艾灸】向后平刺 0.5～0.8 寸；可灸。

【穴位属性】手、足少阳及阳明之会。

7. 曲鬓 Qūbīn（图 4-81）

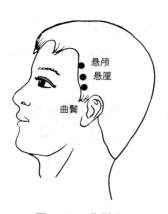

图 4-81　曲鬓穴

曲鬓耳前耳尖平，角孙前方一指横，

头痛项强口眼斜，张口困难颌颊疼。

【穴位定位】头部耳前鬓角发际后缘的垂线与耳尖水平线交点处。

【穴位解剖】在颞肌中；有颞浅动、静脉额支；分布有耳颞神经颞支。

【临床主治】偏头痛，颌颊肿，牙关紧闭，呕吐，齿痛，目赤肿痛，项强不得顾。

【临床经验】配风池、太冲治疗目赤肿痛；配下关、合谷、太冲治疗头痛、口噤不开。

【针刺艾灸】向后平刺 0.5～0.8 寸；可灸。

【穴位属性】足太阳、少阳之会。

8. 率谷 Shuàigǔ

歌　诀

率谷耳上行，入发两指横，

祛风及开窍，主治偏头痛。

【穴位定位】头部耳尖直上入发际 1.5 寸，角孙直上方。

【穴位解剖】在颞肌中；有颞动、静脉顶支；分布有耳颞神经和枕大神经会合支。

【临床主治】头痛，眩晕，呕吐，小儿惊风。

【临床经验】配印堂、太冲、合谷治疗小儿急慢惊风、眩晕、耳鸣；配合谷、足三里治疗流行性腮腺炎。

【针刺艾灸】平刺 0.5～1 寸；可灸。

【穴位属性】足太阳、少阳之会。

9. 天冲 Tiānchōng

歌　诀

天冲耳郭后缘上，入发 2 寸率谷旁，

头痛耳鸣与惊悸，牙龈肿痛癫痫狂。

【穴位定位】头部耳根后缘直上入发际 2 寸，率谷后 0.5 寸。

【穴位解剖】有耳后动、静脉；分布有耳大神经支。

【临床主治】头痛，齿龈肿痛，癫痫，惊恐，瘿气。

【临床经验】配目窗、风池治疗头痛。

【针刺艾灸】平刺 0.5 ～ 1 寸；可灸。

【穴位属性】足太阳、少阳之会。

10. 浮白 Fúbái

歌　诀

乳突后上浮白取，天头连线中点居，

耳聋耳鸣淋巴结，头痛胸痛牙喉痹。

【穴位定位】头部耳后乳突的后上方，天冲与完骨的弧形连线的中 1/3 与上 1/3 交点处。

【穴位解剖】有耳后动、静脉分支；分布有耳大神经分支。

【临床主治】头痛，颈项强痛，耳鸣，耳聋，齿痛，瘰疬，瘿瘤，臂痛不举，足痿不行。

【临床经验】配风池、行间治疗偏头痛、目赤肿痛；配听会、中渚治疗耳鸣、耳聋；配肾俞、太溪、耳门治疗耳鸣、耳聋。

【针刺艾灸】平刺 0.5 ～ 0.8 寸；可灸。

【穴位属性】足太阳、少阳之会。

11. 头窍阴 Tóuqiàoyīn

歌　诀

头窍阴穴乳后边，浮白完骨穴中间，

耳聋耳鸣头项痛，胁痛咳逆与喉咽。

【穴位定位】头部耳后乳突的后上方，天冲与完骨的弧形连线的中 1/3 与下 1/3 交点处。

【穴位解剖】有耳后动、静脉分支；分布有枕大神经和枕小神经会合支。

【临床主治】头痛，眩晕，颈项强痛，胸胁痛，口苦，耳鸣，耳聋，耳痛。

【临床经验】配强间治疗头痛；配支沟、太冲、风池治疗肝胆火盛之偏头痛或巅顶痛。

【针刺艾灸】平刺 0.5～0.8 寸；可灸。

【穴位属性】足太阳、少阳之会。

12. 完骨 Wángǔ

歌　诀

完骨耳后入发际，乳突后下凹陷取，

颈项强痛头牙痛，面瘫颊肿及喉痹。

【穴位定位】头部耳后乳突的后下方凹陷处。

【穴位解剖】在胸锁乳突肌附着部上方，有耳后动、静脉分支；分布有枕小神经本干。

【临床主治】头痛，颈项强痛，颊肿，喉痹，龋齿，口眼㖞斜，癫痫，疟疾。

【临床经验】配风池、大杼治疗疟疾；配风池治疗癫痫僵仆；配风池、合谷治疗风热上犯喉痹、齿痛、疟腮、口㖞。

【针刺艾灸】斜刺 0.5 ～ 0.8 寸；可灸。

【穴位属性】足太阳、少阳之会。

13. 本神 Běnshén

歌　诀

本神前额外发际，神庭头维外三一，

头痛目眩颈项强，癫痫中风伴昏迷。

【穴位定位】头部前发际上 0.5 寸，神庭旁开 3 寸，神庭与头维连线的内 2/3 与外 1/3 交点处。

【穴位解剖】在额肌中；有颞浅动、静脉额支和额动、静脉外侧支；分布有额神经外侧支。

【临床主治】头痛，目眩，癫痫，小儿惊风，颈项强痛，胸胁痛，半身不遂。

【临床经验】配前顶、囟会、天柱治疗小儿惊痫；配水沟、太阳、合谷、大椎、天柱、百会治疗中风不省人事、小儿惊风。

【针刺艾灸】平刺 0.5 ～ 0.8 寸；可灸。

【穴位属性】足太阳、阳维之会。

14. 阳白 Yángbái

歌　诀

阳白眉上一寸居，平视瞳孔直上取，

三叉头痛与面瘫，视萎近视青光眼。

【穴位定位】前额部瞳孔直上，眉上 1 寸。

【穴位解剖】在额肌中；有额动、静脉外侧支；分布有额神经外侧支。

【临床主治】头痛，目眩，目痛，目外眦痛，雀目。

【临床经验】配太阳、睛明、鱼腰治疗目赤肿痛、上眼睑下垂。

【针刺艾灸】平刺 0.5 ～ 0.8 寸；可灸。

【穴位属性】足太阳、阳维之会。

15. 头临泣 Tóulínqì（图 4-82）

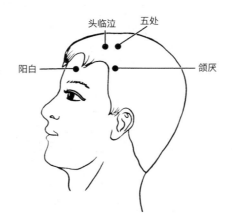

图 4-82　头临泣穴

歌　诀

入发半寸头临泣，神庭头维之间取，

头痛中风与癫痫，鼻塞目眩与目翳。

【穴位定位】头部瞳孔直上入前发际 0.5 寸，神庭与头维连线的中点处。

【穴位解剖】在额肌中；有额动、静脉；分布有额神经内、外支会合支。

【临床主治】头痛，目眩，目赤痛，流泪，目翳，鼻塞，鼻渊，耳聋，小儿惊痫，热病。

【临床经验】配阳谷、腕骨、申脉治疗风眩；配肝俞治白翳；配大椎、腰奇、水沟、十宣治疗中风昏迷癫痫；配大椎、间使、胆俞、肝俞治疗疟疾。

【针刺艾灸】平刺 0.5 ～ 0.8 寸；可灸。

【穴位属性】足太阳、少阳及阳维之会。

16. 目窗 Mùchuāng

歌　诀

目窗头临泣后一，临泣风池连线居，
头痛鼻塞及面肿，牙痛惊风与目疾。

【穴位定位】头部前发际上 1.5 寸，头正中线旁开 2.5 寸。

【穴位解剖】在帽状腱膜中；有颞浅动、静脉额支；分布有额神经内、外侧支会合支。

【临床主治】头痛，目眩，目赤肿痛，远视，近视，颜面浮肿，上齿龋肿，小儿惊痫。

【临床经验】配关冲、风池治疗头疼；配陷谷治面目浮肿。

【针刺艾灸】平刺 0.5 ～ 0.8 寸。可灸。

【穴位属性】足少阳、阳维之会。

17. 正营 Zhèngyíng

歌　诀

正营目窗后一寸，头项牙痛呕吐晕，
强急齿痛皆能治，临床还得细心医。

【穴位定位】头部前发际上 2.5 寸，头正中线旁开 2.5 寸。

【穴位解剖】在帽状腱膜中；有颞浅动、静脉顶支和枕动、静脉吻合网；分布有额神经和枕大神经的会合支。

【临床主治】头痛，头晕，目眩，强急，齿痛。

【临床经验】配阳白、太冲、风池治疗头痛、眩晕、目赤肿痛。

【针刺艾灸】平刺 0.5～0.8 寸；可灸。

【穴位属性】足少阳、阳维之会。

18. 承灵 Chénglíng

歌　诀

承灵发际上 4 寸，中线旁开有 2 寸，

头痛眩晕鼻渊堵，多涕目痛常能医。

【穴位定位】头部前发际上 4 寸，头正中线旁开 2 寸。

【穴位解剖】在帽状腱膜中；有枕动、静脉分支；分布有枕大神经之支。

【临床主治】头晕，眩晕，目痛，鼻渊，鼻衄，多涕。

【临床经验】配风池、风门、后溪治疗鼻衄。

【针刺艾灸】平刺 0.5～0.8 寸；可灸。

【穴位属性】足少阳、阳维之会。

19. 脑空 Nǎokōng

歌　诀

枕外粗隆外脑空，平对脑户下对风。

头痛目眩与心悸，癫痫项强及耳鸣。

【穴位定位】头部枕外隆凸的上缘外侧，头正中线旁开 2.25 寸，平脑户。

【穴位解剖】在枕肌中；有枕动、静脉分支；分布有枕大神经之支。

【临床主治】头痛，颈项强痛，目眩，目赤肿痛，鼻痛，耳聋，癫痫，惊悸，热病。

【临床经验】配大椎、照海、申脉治疗癫、狂、痫证；配风池、印堂、太冲治疗头痛、目眩；配悬钟、后溪治疗颈项强痛。

【针刺艾灸】平刺 0.5 ～ 0.8 寸；可灸。

【穴位属性】足少阳、阳维之会。

20. 风池 Fēngchí

歌　诀

枕骨粗隆直下凹，乳突之间风池找，

感冒眩晕头项痛，不寐眼疾血压高。

【穴位定位】项部枕骨之下，与风府相平，胸锁乳突肌与斜方肌上端之间的凹陷处。

【穴位解剖】在胸锁乳突肌与斜方肌上端附着部之间的凹陷中，深层为头夹肌；有枕动、静脉分支；分布有枕小神经之支。

【临床主治】头痛，眩晕，颈项强痛，目赤痛，目泪出，鼻渊，鼻衄，耳聋，气闭，中风，口眼㖞斜，疟疾，热病，感冒，瘿气。

【临床经验】配合谷、丝竹空治疗偏正头痛；配脑户、玉枕、风府、上星治疗目痛不能视；配百会、太冲、水沟、足三里、十宣治疗中风。

【针刺艾灸】针尖微下，向鼻尖方向斜刺 0.5 ～ 0.8 寸，或平刺透风府穴；可灸。

【穴位属性】足少阳、阳维之会。

临床治疗经验

包某，女，48 岁，2005 年 3 月 18 日初诊。患者 3 个月前感冒痊愈后出现嗅觉消失，不闻香臭，呼吸畅通，味觉减弱，舌淡苔白，脉浮数。曾服各种药物无效，到针灸科就诊。证属风寒侵袭，鼻窍失灵。治以祛风散寒，通经利窍。行常规消毒后，针刺风池穴，选用 1 寸短针，进针 0.5 ～ 0.8 寸，针刺得气后用左手（押手）将针下气至有感觉推向鼻部，当时患者即感鼻子酸胀难忍，守气 1 分钟后出针。次日，该患者打来电话，告知医师，她已尝出味道，1 次治愈。

按：风池穴为足少阳胆经与阳维脉交会穴，阳维脉主一身之表，故针刺风池穴可祛风通络，疏通肺卫，宣通鼻窍。

21. 肩井 Jiānjǐng（图 4-83）

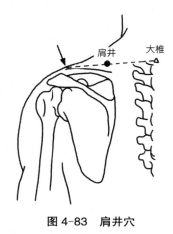

图 4-83　肩井穴

歌　诀

肩井位于肩上陷，大椎肩峰之连线，

颈项肩背与臂痛，难产功血及乳腺。

【穴位定位】大椎与肩峰端连线的中点。

【穴位解剖】有斜方肌，深层为肩胛提肌与冈上肌；有颈横动、静脉分支；分布有腋神经分支，深层上方为桡神经。

【临床主治】肩背痹痛，手臂不举，颈项强痛，乳痈，中风，瘰疬，难产，虚损。

【临床经验】配足三里、阳陵泉治疗脚气酸痛；治疗乳腺炎特效穴。

【针刺艾灸】直刺 0.5 ～ 0.8 寸，深部正当肺尖，谨慎不可深刺；可灸。

【穴位属性】足少阳、阳维之会。

22. 渊腋 Yuānyè

歌　诀

渊腋腋中线，相交四肋间，

肋间神经痛，淋巴胸膜炎。

【穴位定位】侧胸部，举臂腋中线上，腋下 3 寸，第 4 肋间隙中。

【穴位解剖】有前锯肌和肋间内、外肌；有胸腹壁静脉，胸外侧动、静脉及第 4 肋间动、静脉；分布有第 4 肋间神经外侧皮支、胸长神经之支。

【临床主治】胸满，肋痛，腋下肿，臂痛不举。

【临床经验】配大包、支沟治胸胁痛、肋间神经痛。配条口透承山、天宗、臑俞治疗肩关节周围炎。

【针刺艾灸】斜刺 0.5 ～ 0.8 寸。

23. 辄筋 Zhéjīn

歌　诀

辄筋四肋间，渊腋一寸前，

胸膜炎哮喘，呕吐或吞酸。

【穴位定位】侧胸部，渊腋前 1 寸，平乳头，第 4 肋间隙中。

【穴位解剖】在胸大肌外缘，有前锯肌及肋间内、外肌；有胸外侧动、静脉；分布有第 4 肋间神经外侧皮支。

【临床主治】胸肋痛，喘息，呕吐，吞酸，腋肿，肩臂痛。

【临床经验】配肺俞、定喘治疗胸闷喘息不得卧；配阳陵泉、支沟治疗胸胁痛。

【针刺艾灸】斜刺 0.5 ～ 0.8 寸；可灸。

24. 日月 Rìyuè

歌　诀

日月乳头下边，位于第七肋间，

胁肋疼痛肝炎，呃逆呕吐吞酸。

【穴位定位】上腹部乳头直下，第 7 肋间隙，前正中线旁开 4 寸。

【穴位解剖】有肋间内、外肌，肋下缘有腹外斜肌腱膜、腹内斜肌、腹横肌；有肋间动、静脉；分布有第 7 或第 8 肋间神经。

【临床主治】胁肋疼痛，胀满，呕吐，吞酸，呃逆，黄疸。

【临床经验】配胆俞治疗胆虚；配内关、中脘治呕吐、纳呆；配期门、阳陵泉治疗胆石症；配支沟、丘墟治疗胁胀痛；配胆俞、腕骨治疗黄疸。

【针刺艾灸】斜刺 0.5 ～ 0.8 寸；可灸。

【穴位属性】足太阴、少阳之会；胆经募穴。

25. 京门 Jīngmén

歌　诀

京门相平一腰椎，十二肋端前下推，

腹胀泄泻及肠鸣，肋间神经与腰疼。

【穴位定位】侧腰部，章门后 1.8 寸，当第 12 肋骨游离端的下方。

【穴位解剖】有腹内、外斜肌及腹横肌；有第 11 肋间动、静脉；分布有第 11 肋间神经。

【临床主治】肠鸣，泄泻，腹胀，腰胁痛。

【临床经验】配行间治疗腰痛不可久立仰俯；配身柱、筋缩、命门治疗脊强脊痛。

【针刺艾灸】斜刺 0.5 ～ 0.8 寸；可灸。

【穴位属性】肾经募穴。

26. 带脉 Dàimài

歌 诀

带脉章门直下，与脐平线交叉，

腰痛腹胀盆炎，月经不调带下。

【穴位定位】侧腹部，章门下 1.8 寸，第 12 肋骨游离端下方垂线与脐水平线的交点上。

【穴位解剖】有腹内、外斜肌及腹横肌；有第 12 肋间动、静脉；分布有第 12 肋间神经。

【临床主治】月经不调，赤白带下，疝气，腰胁痛。

【临床经验】配关元、气海、三阴交、白环俞、间使治疗赤白带下；配关元、足三里、肾俞、京门、次髎治疗肾气虚带下；配中极、次髎、行间、三阴交治疗湿热下注之带下。

【针刺艾灸】直刺 0.5 ～ 0.8 寸；可灸。

【穴位属性】足少阳、带脉二经之会。

27. 五枢 Wǔshū（图 4-84）

歌 诀

五枢带脉下三，髂前上棘前端，

腰胯疼痛带下，腹痛便秘睾炎。

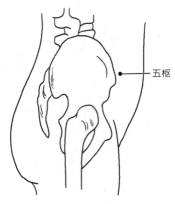

图4-84　五枢穴

【穴位定位】侧腹部髂前上棘的前方，横平脐下3寸处。

【穴位解剖】有腹内、外斜肌及腹横肌；有旋髂浅、深动脉；分布有髂腹下神经。

【临床主治】阴挺，赤白带下，月经不调，疝气，少腹痛，便秘，腰胯痛。

【临床经验】五枢透维道、气海俞、阳陵泉对子宫全切术针麻。

【针刺艾灸】直刺0.8～1.5寸；可灸。

【穴位属性】足少阳、带脉二经之会。

28. 维道 Wéidào

歌　诀

髂前上棘下维道，五枢前下半寸找，

腰胯疼痛带下疝，阴挺腹痛与肠道。

【穴位定位】侧腹部，髂前上棘的前下方，五枢前下0.5寸。

【穴位解剖】在髂前上棘前内方，有腹内、外斜肌及腹横肌；有旋髂浅、深动静脉；分布有髂腹股沟神经。

【临床主治】腰胯痛，少腹痛，阴挺，疝气，带下，月经不调，水肿。

【临床经验】配百会、气海、足三里、三阴交治疗气虚下陷之阴挺或带下病；配五枢、带脉、中极、太冲、三阴交治疗卵巢囊肿、闭经；配横骨、冲门、气冲、大敦治疗疝气。

【针刺艾灸】向前下方斜刺 0.8 ～ 1.5 寸；可灸。

【穴位属性】足少阳、带脉之会。

29. 居髎 Jūliáo

歌 诀

髂前上棘转子高，连线中点取居髎，

腰腿疼痛下肢瘫，睾丸膀胱经不调。

【穴位定位】髋部髂前上棘与股骨大转子最凸点连线的中点处。

【穴位解剖】有臀中肌、臀小肌；有臀上动、静脉下支；分布有臀上皮神经及臀上神经。

【临床主治】腰腿痹痛，瘫痪，足痿，疝气。

【临床经验】配环跳、委中治疗腿风湿痛；配腰夹脊穴、环跳、风市、阳陵泉、条口、悬钟治疗中风下肢瘫痪、坐骨神经痛、腓总神经麻痹。

【针刺艾灸】直刺或斜刺 1.5 ～ 2 寸；可灸。

【穴位属性】阳跷、足少阳之会。

30. 环跳 Huántiào（图 4-85）

歌 诀

环跳在髀枢，侧身下足舒，

上足曲求得，针得主挛拘，

冷风并湿痹，身体或偏枯，

呆痴针与灸，用此没疏虞。

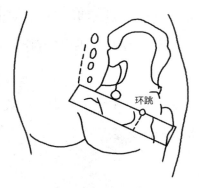

图 4-85　环跳穴

【穴位定位】股外侧部，侧卧屈股，当股骨大转子最凸点与骶管裂孔连线的外 1/3 与中 1/3 交点处。

【穴位解剖】在臀大肌、梨状肌下缘；内侧为臀下动、静脉；分布有臀下皮神经，臀下神经，深部正当坐骨神经。

【临床主治】腰胯痛，半身不遂，下肢痿痹，遍身风疹，挫闪腰痛，膝踝肿痛不能转侧。

【临床经验】配风市治风痹；配太白、足三里、阳陵泉、丰隆、飞扬治疗下肢水潴留、静脉炎；配风市、膝阳关、阳陵泉、丘墟治疗胆经型坐骨神经痛；配居髎、风市、中渎治疗股外侧皮神经炎；配髀关，伏兔、风市、犊鼻、足三里、阳陵泉、太冲、太溪治疗小儿麻痹，肌萎缩，中风半身不遂。

【针刺艾灸】直刺 2～2.5 寸；可灸。

【穴位属性】足少阳、太阳二脉之会。

31. 风市 Fēngshì（图 4-86）

歌　诀

腘纹上七取风市，直立垂手看中指，

半身不遂腰腿痛，遍身瘙痒骨神经。

【穴位定位】大腿外侧部的中线上，腘横纹上7寸，或直立垂手时，中指尖处。

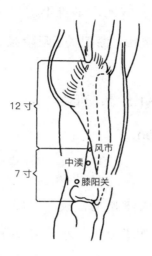

图 4-86　风市穴

【穴位解剖】在阔筋膜下，股外侧肌中；有旋股外侧动、静脉肌支；分布有股外侧皮神经、股神经肌支。

【临床主治】中风半身不遂，下肢痿痹、麻木，遍身瘙痒，脚气。

【临床经验】配风池、大杼、大椎、命门、关元、腰阳关、十七椎治疗中心型类风湿。

【针刺艾灸】直刺1～1.5寸；可灸。

32. 中渎 Zhōngdú

歌 诀

风市下二取中渎，股外二头肌之间，

半身不遂与坐骨，下肢痿痹效神奇。

【穴位定位】在大腿外侧，当风市下2寸，或腘横纹上5寸，股外侧肌与股二头肌之间。

【穴位解剖】在阔筋膜下，股外侧肌中；有旋股外侧动、静脉肌支；分布有股外侧皮神经、股神经肌支。

【临床主治】下肢痿痹、麻木，半身不遂。

【临床经验】配环跳、风市、膝阳关、阳陵泉、足三里治疗中风后遗症、下肢瘫痪及小儿麻痹症。

【针刺艾灸】直刺 1 ～ 1.5 寸；可灸。

33. 膝阳关 Xīyángguān

歌　诀

膝阳关穴膝外现，股外上髁上凹陷，

腘筋挛急膝肿痛，小腿麻木下肢瘫。

【穴位定位】膝外侧，股骨外上髁上方的凹陷处。

【穴位解剖】在髂胫束后方，股二头肌腱前方；有膝上外侧动、静脉；分布有股外侧皮神经末支。

【临床主治】膝髌肿痛，腘筋挛急，小腿麻木。

【临床经验】配环跳、承筋治疗胫痹不仁；配血海、膝关、犊鼻、丰隆、曲池、合谷治疗膝关节炎。

【针刺艾灸】直刺 0.8 ～ 1 寸。

34. 阳陵泉 Yánglíngquán（图 4-87）

歌　诀

阳陵居膝下，一寸外廉中。

膝腿难伸屈，拘挛似老翁，

欲行行不得，冷痹及偏风。

诚记微微刺，方知最有功。

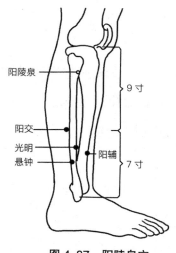

图 4-87　阳陵泉穴

【穴位定位】小腿外侧，腓骨小头前下方凹陷处。

【穴位解剖】在腓骨长、短肌中；有膝下外侧动、静脉；当腓总神经分为腓浅神经及腓深神经处。

【临床主治】半身不遂，下肢痿痹、麻木，膝肿痛，脚气，胁肋痛，口苦，呕吐，黄疸，小儿惊风，破伤风。

【临床经验】配曲池治疗半身不遂；配日月、期门、胆俞、至阳治疗黄疸、胆囊炎、胆结石；配足三里、上廉治疗胸胁痛。

【针刺艾灸】直刺或斜向下刺 1 ～ 1.5 寸；可灸。

35. 阳交 Yángjiāo

歌　诀

外踝上七阳交，腓骨前缘寻找，

胸胁胀痛膝痛，下瘫坐骨神经。

【穴位定位】小腿外侧，外踝尖上 7 寸，腓骨后缘。

【穴位解剖】在腓骨长肌附着部；分布有腓肠外侧皮神经。

【临床主治】胸胁胀满、疼痛，面肿，惊狂，癫疾，瘛疭，膝股痛，下肢痿痹。

【临床经验】配支沟及相应节段夹脊穴治疗带状疱疹之神经痛；配阳辅、悬钟、行间、昆仑、丘墟治疗两足麻木；配环跳、秩边、风市、伏兔、昆仑治疗风湿性腰腿痛、腰扭伤、坐骨神经痛、中风半身不遂之下肢瘫痪、小儿麻痹症。

【针刺艾灸】直刺 0.5～0.8 寸；可灸。

【穴位属性】阳维脉郄穴。

36. 外丘 Wàiqiū

歌　诀

外踝上七平阳交，外丘腓骨前缘找，

颈项强痛胸胁痛，腓肌痉挛腿痛脚。

【穴位定位】小腿外侧外踝尖上 7 寸，腓骨前缘，平阳交。

【穴位解剖】在腓骨长肌和趾总伸肌之间，深层为腓骨短肌；有胫前动、静脉分支；分布有腓浅神经。

【临床主治】颈项强痛，胸胁痛，疯犬伤毒不出，下肢痿痹，癫疾，小儿龟胸。

【临床经验】配腰奇、间使、丰隆、百会治疗癫痫；配环跳、伏兔、阳陵泉、阳交治疗下肢痿、痹、瘫；配足三里、条口、阳陵泉治疗腓总神经麻痹。

【针刺艾灸】直刺 0.5～0.8 寸；可灸。

【穴位属性】胆经郄穴。

37. 光明 Guāngmíng（图 4-88）

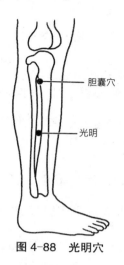

胆囊穴

光明

图 4-88　光明穴

歌　诀

光明踝上五寸，腓骨前缘临近，

夜盲近视失明，癫痫乳少乳痛。

腓肌痉挛下痿，偏头痛及小腿。

【穴位定位】小腿外侧外踝尖上 5 寸，腓骨前缘。

【穴位解剖】在趾长伸肌和腓骨短肌之间；有胫前动、静脉分支；分布有腓浅神经。

【临床主治】目痛，夜盲，乳胀痛，膝痛，下肢痿痹，颊肿。

【临床经验】配肝俞、肾俞、风池、目窗、睛明、行间治疗青光眼和早期白内障。

【针刺艾灸】直刺 0.5 ～ 0.8 寸；可灸。

【穴位属性】胆经络穴。

38. 阳辅 Yángfǔ

歌　诀

阳辅踝上四寸许，腓骨前缘临近取，

外眼炎症偏头痛，膝下浮肿骨神经，

颈腋淋巴结结核，胸胁疼痛锁上窝。

【穴位定位】小腿外侧外踝尖上 4 寸，腓骨前缘稍前方。

【穴位解剖】在趾长伸肌和腓骨短肌之间；有胫前动、静脉分支；分布有腓浅神经。

【临床主治】偏头痛，目外眦痛，缺盆中痛，腋下痛，瘰疬，胸、胁、下肢外侧痛，疟疾，半身不遂。

【临床经验】配飞扬、金门治疗下肢痿痹瘫之足内翻畸形。

【针刺艾灸】直刺 0.5～0.8 寸。

【穴位属性】胆经经穴。

39. 悬钟 Xuánzhōng

歌　诀

外踝中点上三，腓骨前缘取悬，

落枕麻痹内翻，风湿踝痛肢瘫。

头痛坐骨神经，胁痛脘腹胀满。

【穴位定位】小腿外侧外踝尖上 3 寸，腓骨前缘。

【穴位解剖】在腓骨短肌与趾长伸肌分歧处；有胫前动、静脉分支；分布有腓浅神经。

【临床主治】半身不遂，颈项强痛，胸腹胀满，胁肋痛，膝腿痛，脚气，腋下肿。

【临床经验】配内庭治疗心腹胀满；配昆仑、合谷、肩髃、曲池、足三里治疗中风、半身不遂；配后溪、列缺治疗项强、落枕。

【针刺艾灸】直刺 0.5 ～ 0.8 寸；可灸。

【穴位属性】八会穴之髓会。

40. 丘墟 Qiūxū（图 4-89）

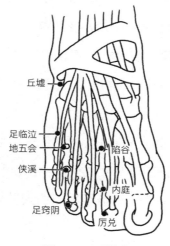

图 4-89　丘墟穴

歌　诀

丘墟外踝前下找，趾长伸肌外侧凹，

胆囊胃痛胸胁痛，坐骨神经外踝腰。

【穴位定位】外踝的前下方，趾长伸肌腱的外侧凹陷处。

【穴位解剖】在趾短伸肌起点；有外踝前动、静脉分支；分布有足背中间皮神经分支及腓浅神经分支。

【临床主治】颈项痛，腋下肿，胸胁痛，下肢痿痹，外踝肿痛，疟疾，疝气，目赤肿痛，目生翳膜，中风偏瘫。

【临床经验】配昆仑、悬钟治疗踝跟足痛；配中渎治疗胁痛；配日月、期门、肝俞、胆俞、阳陵泉、腕骨治疗黄疸、胆道疾患。

【针刺艾灸】直刺 0.5～0.8 寸；可灸。

【穴位属性】胆经原穴。

临床治疗经验

郭某，男，30 岁，2006 年 11 月 21 日就诊。自诉 2 个月前右胁肋部开始感觉疼痛，时作时止，与情绪变化有关。曾怀疑为"胆囊炎"，行 B 超检查提示：肝、胆正常声像图。曾服索米痛及维生素 B_1 片效果不明显，近 2 天疼痛加剧，为持续性刺痛，历时数十秒钟，昼夜疼痛发作 30 余次。服氯氮䓬、索米痛等仍未见效。检查：在右侧腋前线第 7 肋骨缘有压痛。针刺右侧丘墟穴后，令其深呼吸，约 3 分钟疼痛明显减轻，留针 25 分钟，自述仅疼痛过 2 次，且持续时间不到 3 秒，较针前（10 秒左右 1 次）明显减少。每日 1 次，其后又针刺 5 次，胁肋疼痛完全消失。半年后随访未见复发。

41. 足临泣 Zúlínqì

歌　诀

足临泣穴足背见，四五结合前凹陷，

头痛近视外眼炎，风湿胁痛及乳腺。

【穴位定位】足背外侧，第 4 趾关节的后方，小趾伸肌腱的外侧凹陷处。

【穴位解剖】有足背静脉网及第 4 趾背侧动、静脉；分布有足背中间皮神经。

【临床主治】头痛，目外眦痛，目眩，乳痛，瘰疬，胁肋痛，疟疾，中风偏瘫，痹痛不仁，足跗肿痛。

【临床经验】配三阴交治疗痹证；配三阴交、中极治疗月事不利。

【针刺艾灸】直刺 0.5 ～ 0.8 寸；可灸。

【穴位属性】胆经输穴；八脉交会穴，通带脉。

42. 地五会 Dìwǔhuì（图 4-90）

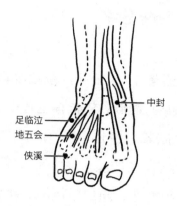

图 4-90 地五会穴

歌 诀

地五会于临泣前，穴居四五跖骨间，

目赤疼痛腋下肿，足背红肿乳腺炎。

【穴位定位】足背外侧，足 4 趾本节（第 4 趾关节）的后方，第 4、5 趾骨之间，小趾伸肌腱的内侧缘。

【穴位解剖】有足背静脉网及第 4 跖背侧动、静脉；分布有足背中间皮神经。

【临床主治】头痛，目赤痛，耳鸣，耳聋，胸满，胁痛，腋肿，乳痈，跗肿。

【临床经验】配耳门、足三里治疗耳鸣、腰痛。

【针刺艾灸】直刺或斜刺 0.5 ～ 0.8 寸。

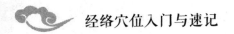

43. 侠溪 Xiáxī

歌　诀

侠溪五会前凹陷，四五跖趾关节前，

头痛耳聋及耳鸣，胁痛目痛五趾挛。

【穴位定位】足背外侧第 4、5 趾间，趾蹼缘后方赤白肉际处。

【穴位解剖】有趾背侧动、静脉；分布有足背中间皮神经之趾背侧神经。

【临床主治】头痛，眩晕，惊悸，耳鸣，耳聋，目外眦赤痛，颊肿，胸胁痛，膝股痛，足跗肿痛，疟疾。

【临床经验】配太阳、太冲、阳白、风池、头临泣治疗眩晕、偏头痛、耳鸣、耳聋、目外眦痛。

【针刺艾灸】直刺或斜刺 0.3 ～ 0.5 寸；可灸。

【穴位属性】胆经荥穴。

44. 足窍阴 Zúqiàoyīn

歌　诀

四趾外侧足窍阴，距趾甲角约一分，

哮喘咳逆胸膜炎，头痛喉痹与心烦。

【穴位定位】在第 4 趾末节外侧，距趾甲角 0.1 寸。

【穴位解剖】有趾背侧动、静脉和趾跖动脉形成的动脉网；分布有趾背侧神经。

【临床主治】偏头痛，目眩，目赤肿痛，耳聋，耳鸣，喉痹，胸胁痛，足跗肿痛，多梦，热病。

【临床经验】配太冲、太溪、内关、太阳、风池、百会治疗神经性头痛、高血压、肋间神经痛、胸膜炎、急性传染性结膜炎、神经性耳聋等；
配阳陵泉、期门、支沟、太冲治疗胆道疾患；配水沟、太冲、中冲、百会、
风池急救中风昏迷。

【针刺艾灸】直刺 0.1 ～ 0.2 寸；可灸。

【穴位属性】胆经经穴。

十二、足厥阴肝经穴位

足厥阴肝经从足走腹到胸，踝上 8 寸以下的部位主要循行在下肢内
侧的前缘，踝上 8 寸以上的部位主要循行在下肢内侧的中间（图 4-91）。

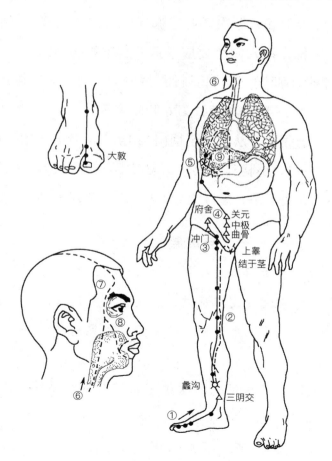

图 4-91　足厥阴肝经循行

足厥阴肝经循行歌

足厥阴肝脉所终，起于大趾毛际丛，

上入颃颡连目系，出额会督顶巅逢，

循足跗上上内踝，出太阴后入腘中，

其支复从目系出，下行颊里交环唇，

循股入毛绕阴器，上抵小腹挟胃通，

支者出肝别贯膈，上注于肺乃交宫，

属肝络胆上贯膈，布于胁肋循喉咙。

足厥阴肝经上的腧穴分布于肝经循行所经过的足部、下肢内侧前缘、中间及腹部、胸部。取穴时主要应掌握的解剖标志有：趾甲角及第1、2跖骨结合部、胫骨前肌腱、胫骨内侧面、胫骨内侧髁、股骨内上髁、缝匠肌、耻骨联合下缘、第11肋游离端、第6肋间隙等。

位于肝经上的腧穴，从大敦至期门共14穴，其中：足部4穴（大敦、行间、太冲、中封），小腿部3穴（蠡沟、中都、膝关），大腿部5穴（曲泉、阴包、阴廉、足五里、急脉），腹部1穴（章门），胸部1穴（期门）。

足厥阴肝经经穴歌

一十四穴足厥阴，大敦行间太冲寻，

中封蠡沟中都近，膝关曲泉阴包临，

五里阴廉急脉穴，章门仰望见期门。

本经腧穴主治肝胆病证、泌尿生殖系统、神经系统、眼科疾病和本经经脉所过部位的疾病，如胸胁痛、少腹痛、疝气、遗尿、小便不利、遗精、月经不调、头痛目眩、下肢痹痛等证见表4-11。

足厥阴肝经主病歌

厥阴经脉主治肝，胆道感染与肝炎，

头痛眩晕及眼病，癫痫面瘫面痉挛，

胁痛痛经下腹痛，尿路感染睾丸炎。

表 4-11　足厥阴肝经

主要器官与组织	生殖器官、胁肋组织、眼、肝、神经		
器官与组织功能（中医）	疏泄（涉及胆汁分泌排泄、消化功能、生殖系统、情志活动等），藏血（贮藏血液、调节血量）	器官与组织功能（西医）	内分泌系统疾病，月经周期异常，物质代谢，屏障解毒，分泌排泄功能
亢进时出现的主要病证（中医）	头痛，肤黄，腰痛，小便涩痛，痛经，易怒，兴奋冲动感	亢进时出现的主要疾病（西医）	各类急性肝炎，脂肪肝，植物神经失调，头痛，胁痛，痛经
衰弱时出现的主要病证（中医）	眩晕，面色白，肠功能异常，性冷淡，大腿与骨盆痛，下肢无力，易倦，目昏，压迫，惊恐	衰弱时出现的主要疾病（西医）	慢性肝炎，各种原因引起的肝硬化、肝癌、脂肪肝，植物神经失调

1. 大敦 Dàdūn（图 4-92）

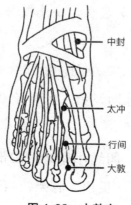

图 4-92　大敦穴

歌　诀

大敦大趾末节外，甲根关节之间裁，

外阴瘙痒睾丸炎，疼痛遗尿与癫痫。

【穴位定位】足大指末节外侧，距趾甲角 0.1 寸。

【穴位解剖】有足趾背动、静脉；分布有腓神经的趾背神经。

【临床主治】疝气，阴缩，月经不调，血崩，尿血，癃闭，遗尿，淋疾，癫狂，痫证，少腹痛。

【临床经验】配内关、水沟治疗癫、狂、痫和中风昏仆；配膻中、天突、间使治疗梅核气。

【针刺艾灸】斜刺 0.1 ～ 0.2 寸，或用三棱针点刺出血；可灸。

【穴位属性】肝经井穴。

2. 行间 Xíngjiān

歌　诀

行间一二足趾间，跖趾关节前凹陷，

癫痫头痛及眩晕，眼病面瘫面痉挛，

月经过多及痛经，小儿惊风泌尿感。

【穴位定位】足背侧第 1、2 趾间，趾蹼缘的后方赤白肉际处。

【穴位解剖】有足背静脉网及第 1 趾背侧动、静脉；腓神经的跖背侧神经分为趾背神经的分支处。

【临床主治】月经过多，闭经，痛经，白带，遗尿，淋证，疝气，胸胁满痛，呃逆，咳嗽，洞泻，头痛，眩晕，目赤痛，青盲，中风，癫痫，瘛疭，不寐，口㖞，膝肿，下肢内侧痛，足跗肿痛。

【临床经验】配睛明治疗青光眼、降眼压；配太冲、合谷、风池、百会治疗肝火上炎、头痛、眩晕、衄血；配中脘、肝俞、胃俞治疗肝气犯胃之胃痛；配中府、孔最治疗肝火犯肺干咳或咯血。

【针刺艾灸】直刺 0.5～0.8 寸；可灸。

【穴位属性】肝经荥穴。

3. 太冲 Tàichōng

歌 诀

一二跖骨结合前，太冲穴居足背陷，

头痛眩晕高血压，癫痫面瘫面痉挛，

高热抽风精神病，胁痛肝炎胆囊炎。

【穴位定位】足背侧第 1 跖骨间隙的后方凹陷处。

【穴位解剖】在蹈长伸肌腱外缘；有足背静脉网，第 1 跖背侧动脉；分布有腓深神经的跖背侧神经，深层为胫神经足底内侧神经。

【临床主治】头痛，眩晕，疝气，月经不调，癃闭，遗尿，小儿惊风，癫狂，痫证，胁痛，腹胀，黄疸，呕逆，咽痛，目赤肿痛，膝股内侧痛，足跗肿，下肢痿痹。

【临床经验】配大敦治疗七疝；泻太冲、补太溪、复溜治疗肝阳上亢之眩晕；配合谷为开四关又治疗四肢抽搐；配肝俞、膈俞、太溪、血海治疗贫血、羸瘦；配间使、鸠尾、心俞、肝俞治疗癫狂痫。

【针刺艾灸】直刺 0.5～0.8 寸；可灸。

【穴位属性】肝经输穴、原穴。

临床治疗经验

陈某，女，32 岁，2003 年 7 月 4 日初诊。主诉右大腿内侧痛 3 天。患者 3 天前劳作时因右大腿突然过度外展，而致右大腿内侧痛，尤以耻骨部痛为甚，患肢髋膝关节呈半屈曲姿势，站立行走或下蹲时疼痛加重。查体：右腿无红肿，大腿内侧肌张力增高，压痛广泛，以耻骨部为甚，"4" 字征（＋），舌淡红，苔薄白，脉弦细。治疗方法：取右侧太冲穴，针刺用泻法，针后令患者缓慢活动患肢，并逐渐增大活动范围，留针 30 分钟，起针后患者能下地行走，唯耻骨部有酸重感，嘱其热敷。隔日再针刺 1 次而愈。

按：股内侧为肝经所过，此患者因劳力伤筋，气血瘀滞于肝经，故取肝经之原穴、输穴太冲，以达到疏利肝经、散瘀止痛之目的。

4. 中封 Zhōngfēng

歌　诀

中封内踝一寸前，胫前躅长腱之间，
下肢腰痛足厥冷，尿闭遗精尿道炎。

【穴位定位】足背侧，足内踝前，商丘与解溪连线之间，胫骨前肌腱的内侧凹陷处。

【穴位解剖】在胫骨前肌腱的内侧，有足背静脉网；分布有足背侧皮神经的分支及隐神经。

【临床主治】疝气，阴茎痛，遗精，小便不利，黄疸，胸腹胀满，腰痛，足冷，内踝肿痛。

【临床经验】配胆俞、阳陵泉、太冲、内庭泻热疏肝，治疗黄疸、疟疾；配足三里、阴廉治阴疗缩入腹、阴茎痛、遗精、淋证、小便不利。

【针刺艾灸】直刺 0.5 ～ 0.8 寸；可灸。

【穴位属性】肝经经穴。

5. 蠡沟 Lígōu

歌　诀

蠡沟内踝上五许，胫骨内面内缘取，

月经不调梅核气，小腿酸痛尿不利。

【穴位定位】小腿内侧足内踝尖上 5 寸，胫骨内侧面的中央。

【穴位解剖】在胫骨内侧面下 1/3 处；其内后侧有大隐静脉；分布有隐神经前支。

【临床主治】月经不调，赤白带下，阴挺，阴痒，疝气，小便不利，睾丸肿痛，小腹痛，腰背拘急不可俯仰，胫部酸痛。

【临床经验】配百虫窝、阴陵泉、三阴交治疗滴虫性阴道炎；配中都、地机、中极、三阴交治疗月经不调、带下症、睾丸炎；配大敦、气冲治疗睾肿、卒疝、赤白带下。

【针刺艾灸】平刺 0.5 ～ 0.8 寸；可灸。

【穴位属性】肝经络穴。

6. 中都 Zhōngdū

歌　诀

中都内踝上方七，胫骨内面内缘取，

崩漏疝痛小腹痛，痢疾下肢关节痹。

【穴位定位】小腿内侧足内踝尖上 7 寸，胫骨内侧面的中央。

【穴位解剖】在胫骨内侧面中央，其内后侧有大隐静脉；分布有隐神经中支。

【临床主治】胁痛，腹胀，泄泻，疝气，小腹痛，崩漏，恶露不净。

【临床经验】配血海、三阴交治疗月经过多和崩漏、产后恶露不净；配合谷、次髎、三阴交治疗痛经；配脾俞、阴陵泉治疗白带症；配足三里、梁丘治疗肝木乘土之腹胀、泄泻；配太冲治疗疝气；配三阴交、阴陵泉、膝阳关、伏兔、箕门治疗下肢痿痹、瘫、痛。

【针刺艾灸】平刺 0.5～0.8 寸；可灸。

【穴位属性】肝经郄穴。

7. 膝关 Xīguān（图 4-93）

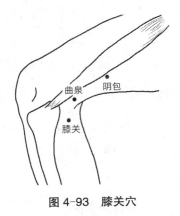

图 4-93　膝关穴

歌　诀

阴陵后一取膝关，胫骨内髁后下边，

膝关节痛屈不利，咽喉肿痛及风痹。

【穴位定位】小腿内侧，胫骨内髁的后下方，阴陵泉后 1 寸，腓肠肌内侧头的上部。

【穴位解剖】在胫骨内侧后下方，腓肠肌内侧头的上部；深部有胫后动脉；分布有腓肠内侧皮神经，深层为胫神经。

【临床主治】膝髌肿痛，寒湿行痹，历节风痛，下肢痿痹。

【临床经验】配足三里、血海、阴市、阳陵泉、髀关、伏兔、丰隆治疗中风下肢不遂、小儿麻痹等；配委中、足三里治疗两膝红肿疼痛。

【针刺艾灸】直刺 0.8 ～ 1 寸；可灸。

8. 曲泉 Qūquán

歌　诀

屈膝取曲泉，缝匠肌后缘，

腘横纹内端，其上方凹陷，

遗精泻脓血，尿潴尿道炎，

阴挺小腹痛，膝及周围患。

【穴位定位】膝内侧，屈膝膝关节内侧端，股骨内侧髁的后缘，半腱肌、半膜肌止端的前缘凹陷处。

【穴位解剖】在胫骨内髁后缘，半膜肌、半腱肌止点前上方；有大隐静脉、膝最上动脉；分布有隐神经、闭孔神经，深向腘窝可及胫神经。

【临床主治】月经不调，痛经，白带，阴挺，阴痒，产后腹痛，遗精，阳痿，疝气，小便不利，头痛，目眩，癫狂，膝髌肿痛，下肢痿痹。

【临床经验】配丘墟、阳陵泉治疗胆道疾患；配肝俞、肾俞、章门、商丘、太冲治疗肝炎；配复溜、肾俞、肝俞治疗肝肾阴虚之眩晕、翳障眼病；配支沟、阳陵泉治疗心胃痛、乳房胀痛、疝痛；配归来、三阴交治疗肝郁气滞之痛经、月经不调。

【针刺艾灸】直刺 1 ～ 1.5 寸；可灸。

【穴位属性】肝经合穴。

9. 阴包 Yīnbāo

曲泉四阴包，两肌之间凹，

腰痛与遗尿，腹痛经不调。

【穴位定位】大腿内侧股骨上髁上4寸，股内肌与缝匠肌之间。

【穴位解剖】在股内肌与缝匠肌之间、内收长肌中点，深层为内收短肌；有股动、静脉及旋股内侧动脉浅支；分布有股前皮神经及闭孔神经浅、深支。

【临床主治】月经不调，遗尿，小便不利，腰骶痛引小腹。

【临床经验】配交信治疗月经不调；配关元、肾俞治疗气虚不固之遗尿；配箕门、足五里、血海治疗膝股内侧痛、小儿麻痹引起的肌萎缩。

【针刺艾灸】直刺0.8～1寸；可灸。

10. 足五里 Zúwǔlǐ（图4-94）

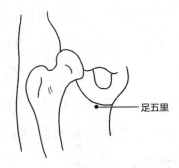

图4-94　足五里穴

大腿内侧五里寻，胃经气冲下三寸，

遗尿尿闭腹胀满，颈淋结核阴湿疹。

【穴位定位】在大腿内侧，气冲直下 3 寸，大腿根部，耻骨结节的下方，长收肌的外缘。

【穴位解剖】有内收长肌、内收短肌；有股内侧动脉浅支；分布有闭孔神经浅支和深支。

【临床主治】少腹胀痛，小便不通，阴挺，睾丸肿痛，嗜卧，四肢倦怠，颈疬。

【临床经验】配三阳络、天井、历兑、三间治疗嗜卧欲动摇。

【针刺艾灸】直刺 0.5 ～ 0.8 寸；可灸。

11. 阴廉 Yīnlián

歌　诀

气冲下二阴廉，大腿内侧上边，

月经不调不孕，股内侧痛痿软。

【穴位定位】大腿内侧，气冲直下 2 寸，大腿根部，耻骨结节的下方，长收肌的外缘。

【穴位解剖】有内收长肌和内收短肌；有旋股内侧动、静脉的分支；分布有股神经的内侧皮支，深层为闭孔神经的浅支和深支。

【临床主治】月经不调，赤白带下，少腹痛，股内侧痛，下肢挛急。

【临床经验】配曲骨、次髎、三阴交治疗湿热下注之月经不调、白带多、阴门瘙痒、股癣等；配肾俞、大赫、命门、太溪治妇人不孕、男子不育症；配委中、次髎、膀胱俞治疗膀胱炎、膀胱结石。

【针刺艾灸】直刺 0.8 ～ 1 寸；可灸。

12. 急脉 Jímài

歌　诀

急脉距任二寸五，耻骨结节外下股，

股内侧痛及疝气，阴挺尿炎痛小腹。

【穴位定位】耻骨结节的外侧，气冲外下腹股沟股动脉搏动处，前正中线旁开 2.5 寸。

【穴位解剖】有阴部外动、静脉分支及腹壁下动、静脉的耻骨支，外方有股静脉；分布有髂腹股沟神经，深层为闭孔神经的分支。

【临床主治】疝气，阴挺，阴茎痛，少腹痛，股内侧痛。

【临床经验】配大敦治疗疝气、阴挺、阴茎痛、阳痿；配阴包、箕门、曲泉、足五里治疗下肢痿痹、小儿麻痹。

【针刺艾灸】直刺 0.5～1 寸；可灸。

13. 章门 Zhāngmén（图 4-95）

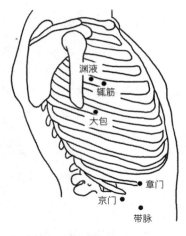

图 4-95 章门穴

歌　诀

章门穴居腹侧部，十一肋端下缘处，

腰背胁痛及肝炎，消化不良肠炎吐。

【穴位定位】侧腹部，第 11 肋游离端的下方。

【穴位解剖】有腹内、外斜肌及腹横肌；有肋间动脉末支；分布有第

10、11 肋间神经；右侧当肝下缘，左侧当脾下缘。

【临床主治】腹痛，腹胀，肠鸣，泄泻，呕吐，神疲肢倦，胸胁痛，黄疸，痞块，小儿疳积，腰脊痛。

【临床经验】配足三里治疗荨麻疹、组织胺过敏症；配天枢、脾俞、中脘、足三里治疗肝脾不和之腹胀、痞块、胁痛、泄泻、消瘦；配肾俞、肝俞、水道、京门、阴陵泉、三阴交、阳谷、气海治疗肝硬化腹水、肾炎。

【针刺艾灸】斜刺 0.5～0.8 寸；可灸。

【穴位属性】脾经募穴，八会穴之脏会。

14. 期门 Qīmén（图 4-96）

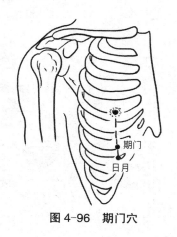

期门

图 4-96 期门穴

歌 诀

乳头直下取期门，五六肋骨间隙存，

吐酸食少咳逆喘，肝炎胆炎肋间神。

【穴位定位】胸部，乳头直下，第 6 肋间隙，前正中线旁开 4 寸。

【穴位解剖】有腹直肌、肋间肌；有肋间动、静脉；分布有第 6、7 肋间神经。

【临床主治】胸胁胀满痛，呕吐，呃逆，吞酸，腹胀，泄泻，饥不欲食，胸中热，咳喘，奔豚，疟疾，伤寒热入血室。

【临床经验】配大敦治疗疝气；配肝俞、公孙、中脘、太冲、内关治疗肝胆疾患、胆囊炎、胆结石及肝气郁结之胁痛、食少、乳汁少、胃痛、呕吐、呃逆、食不化、泄泻等。

【针刺艾灸】斜刺 0.5 ～ 0.8 寸；可灸。

【穴位属性】肝经募穴。

十三、督脉穴位

督脉主要循行在人体的后正中线和头正中线上。督脉腧穴分布于督脉循行所经过的骶腰背后正中线上、头部、面部，见图 4-97。

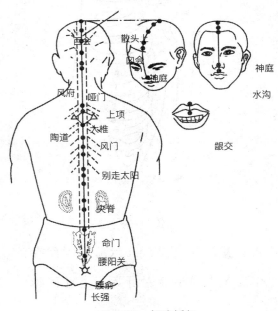

图 4-97　督脉循行

督脉取穴时主要应掌握的解剖标志有：尾骨、骶管裂孔、各脊椎棘突、枕骨粗隆、后发际、前发际、鼻尖、人中沟、上唇系带及髂嵴高点、肩胛下角、肩胛冈等。

督脉循行歌

督脉起于小腹，自会阴部向腰，

沿脊柱内上行，过风府穴入脑，

再上头顶前额，过鼻连唇终了。

督脉腧穴从长强至龈交共 28 穴，其中：尾骶部 2 穴（长强、腰俞），腰部 3 穴（腰阳关、命门、悬枢），背部 9 穴（脊中、中枢、筋缩、至阳、灵台、神道、身柱、陶道、大椎），头部 10 穴（哑门、风府、脑户、强间、后顶、百会、前顶、囟会、上星、神庭），面部 4 穴（素髎、水沟、兑端、龈交）。

督脉穴位歌

督脉行于背中央，二十八穴始长强，

腰俞阳关入命门，悬枢脊中中枢长，

筋缩至阳归灵台，神道身柱陶道开，

大椎哑门连风府，脑户强间后顶排，

百会前顶通囟会，上星神庭素髎对，

水沟兑端在唇上，龈交上齿缝内完。

经腧穴主治骶、背、头项、局部病证及相应的内脏疾病、神志病。有少数腧穴有泻热作用。

督脉主病歌

督脉治休克，昏厥与发热，

心肺[①]精神病，肝胆[②]脾胃弱，

泌尿生殖病，腰骶穴位着。

注：①指心肺疾病；②指肝胆疾病

1. 长强 Chángqiáng（图 4-98）

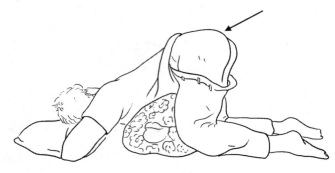

图 4-98　长强穴

歌　诀

尾肛之间取长强，腰骶疼痛及痔疮，

里急后重泻便血，阴部瘙痒与脱肛。

【穴位定位】尾骨下，尾骨端与肛门连线的中点处。

【穴位解剖】在肛尾膈中；有肛门动、静脉分支，棘间静脉丛之延续部；分布有尾神经及肛门神经。

【临床主治】泄泻，痢疾，便秘，便血，痔疾，癫狂，脊强反折，癃淋，阴部湿痒，腰脊、尾骶部痛。

【临床经验】配二白、阴陵泉、上巨虚、三阴交治疗痔（湿热下注型）；配精官、二白、百会（灸）治疗脱肛、痔疾。

【针刺艾灸】斜刺，针尖向上与骶骨平行刺入0.5～1寸。不得刺穿直肠，以防感染，不灸。

2. 腰俞 Yāoshū

歌　诀

骶骨裂孔取腰俞，下肢痿软及麻木，

腰脊强痛痔疮遗，月经不调癫痫疾。

【穴位定位】在骶部后正中线上，适对骶管裂孔。

【穴位解剖】在骶后韧带、腰背筋膜中；有骶中动、静脉后支及棘间静脉丛；分布有尾神经分支。

【临床主治】腰脊强痛，腹泻，便秘，痔疾，脱肛，便血，癫痫，淋浊，月经不调，下肢痿痹。

【临床经验】配膀胱俞（灸）、长强、气冲、上髎、下髎、居髎治疗腰脊冷痛；配太冲治疗脊强反折、抽搐。

【针刺艾灸】向上斜刺 0.5～1 寸；可灸。

3. 腰阳关 Yāoyángguān

歌 诀

四腰突下腰阳关，腰骶疼痛下肢瘫，

月经不调赤白带，遗精阳痿睾丸炎。

【穴位定位】在腰部，当后正中线上，第 4 腰椎棘突下凹陷中。

【穴位解剖】在腰背筋膜、棘上韧带及棘间韧带中；有腰动脉后支、棘间皮下静脉丛；分布有腰神经后支的内侧支。

【临床主治】腰骶痛，下肢痿痹，月经不调，赤白带下，遗精，阳痿，便血。

【临床经验】补腰阳关、肾俞、次髎，泻委中治疗腰脊痛、四肢厥冷、小便频数；配夹脊、秩边、承山、飞扬治疗坐骨神经痛、腰腿痛；配膀胱俞、三阴交治疗遗尿、尿频。

【针刺艾灸】直刺 0.5～1 寸；可灸。

4. 命门 Mìngmén

歌　诀

二腰突下命门穴，腰痛遗精阳痿泄，

月经不调痛经带，神衰遗尿水肿疟。

【穴位定位】腰部后正中线上，第 2 腰椎棘突下凹陷中。

【穴位解剖】在腰背筋膜、棘上韧带及棘间韧带中；有腰动脉后支及棘间皮下静脉丛；分布有腰神经后支内侧支。

【临床主治】虚损腰痛，脊强反折，遗尿，尿频，泄泻，遗精，白浊，阳痿，早泄，赤白带下，胎屡坠，五劳七伤，头晕耳鸣，癫痫，惊恐，手足厥逆。

【临床经验】配肾俞、太溪治疗遗精、早泄、腰脊酸楚、足膝无力、遗尿、癃闭、水肿、头昏耳鸣等肾阳亏虚之证；配百会、筋缩、腰阳关治疗破伤风抽搐；灸命门，隔盐灸神阙治疗中风脱证；配关元、肾俞、神阙（艾灸）治疗五更泄；补命门、肾俞、三阴交治肾虚腰痛；泻命门、阿是穴、委中、夹脊穴治腰扭伤痛和肥大性脊柱炎；配十七椎、三阴交治疗痛经（寒湿凝滞型）（艾灸）；配大肠俞、膀胱俞、阿是穴（灸）治疗寒湿痹腰痛。

【针刺艾灸】直刺 0.5 ～ 1 寸；可灸。

5. 悬枢 Xuánshū

歌　诀

一腰突下悬枢穴，消化不良腰痛泻。

【穴位定位】腰部后正中线上，第 1 腰椎棘突下凹陷中。

【穴位解剖】在腰背筋膜、棘上韧带及棘间韧带中；有腰动脉后支及棘间皮下静脉丛；分布有腰神经后支内侧支。

【临床主治】腰脊强痛，腹胀，腹痛，完谷不化，泄泻，痢疾。

【临床经验】配委中、肾俞治疗腰脊强痛；配足三里、太白治疗完谷不化、泄泻。

【针刺艾灸】直刺 0.5～1 寸；可灸。

6. 脊中 Jǐzhōng

歌　诀

十一胸突下脊中，癫痫黄疸腹胀痛，

腹泻脱肛痔疮痢，肝炎胃炎与瘰疬。

【穴位定位】背部后正中线上，第 11 胸椎棘突下凹陷中。

【穴位解剖】在腰背筋膜、棘上韧带及棘间韧带中；有第 11 肋间动脉后支及棘间皮下静脉丛；分布有第 11 胸神经后支内侧支。

【临床主治】腰脊强痛，黄疸，腹泻，痢疾，小儿疳积，痔疾，脱肛，便血，癫痫。

【临床经验】配足三里、中脘治疗腹胀胃痛；配上巨虚、下巨虚治疗腹泻痢疾；配鸠尾、大椎、丰隆治疗癫痫；配肾俞、太溪治疗腰膝痛；配至阳、阳陵泉、胆俞治疗黄疸。

【针刺艾灸】斜刺 0.5～1 寸。

7. 中枢 Zhōngshū

歌　诀

十胸突下中枢点，腰背疼痛及胃脘。

【穴位定位】背部后正中线上，第 10 胸椎棘突下凹陷中。

【穴位解剖】在腰背筋膜、棘上韧带及棘间韧带中；有第 10 肋间动脉后支及棘间皮下静脉丛；分布有第 10 胸神经后支之内侧支。

【临床主治】黄疸，呕吐，腹满，胃痛，食欲缺乏，腰背痛。

【临床经验】配命门、腰眼、阳陵泉、后溪治疗腰脊痛。

【针刺艾灸】斜刺 0.5 ～ 1 寸；可灸。

8. 筋缩 Jīnsuō

歌　诀

九胸突下筋缩现，腰背胃痛及癫痫。

【穴位定位】背部后正中线上，第 9 胸椎棘突下凹陷中。

【穴位解剖】在腰背筋膜、棘上韧带及棘间韧带中；有第 9 肋间动脉后支及棘间皮下静脉丛；分布有第 9 胸神经后支内侧支。

【临床主治】癫狂，惊痫，抽搐，脊强，背痛，胃痛，黄疸，四肢不收，筋挛拘急。

【临床经验】配角孙、瘈脉治疗小儿惊痫、瘛疭、角弓反张；配通里治疗癫痫；配水道治疗脊强。

【针刺艾灸】斜刺 0.5 ～ 1 寸；可灸。

9. 至阳 Zhìyáng

歌　诀

七胸突下取至阳，疟疾肝炎及胆囊，
腰背疼痛四肢疼，咳嗽气喘胸胁胀。

【穴位定位】背部后正中线上，第 7 胸椎棘突下凹陷中。

【穴位解剖】在腰背筋膜、棘上韧带及棘间韧带中；有第 7 肋间动脉后支及棘间皮下静脉丛；分布有第 7 胸神经后支内侧支。

【临床主治】胸胁胀痛，腹痛、黄疸，咳嗽气喘，腰背痛，脊强，身热。

【临床经验】配曲池、阳陵泉、脾俞治疗疸；配天枢、大肠俞治疗腹胀、肠鸣、泄泻；配内关、神门治疗心悸、心痛。

【针刺艾灸】斜刺 0.5 ～ 1 寸；可灸。

10. 灵台 Língtái

歌　诀

六胸突下灵台应，咳喘疗疮项背痛。

【穴位定位】背部后正中线上，第 6 胸椎棘突下凹陷中。

【穴位解剖】在腰背筋膜、棘上韧带及棘间韧带中；有第 6 肋间动脉后支及棘间皮下静脉丛；分布有第 6 胸神经后支内侧支。

【临床主治】咳嗽，气喘，项强，脊痛，身热，疗疮。

【临床经验】配陶道、内关治疗间日疟；配合谷（泻法）、委中（放血）治疗疗疮；配阳陵泉、支沟治疗胸胁痛；配身柱、至阳治疗背痛；配胆俞、阳陵泉、太冲治疗黄疸。

【针刺艾灸】斜刺 0.5 ～ 1 寸；可灸。

11. 神道 Shéndào

歌　诀

五胸突下神道应，背痛惊悸及心痛。

身热头痛咳嗽喘，神经衰弱肋神经。

【穴位定位】背部后正中线上，第 5 胸椎棘突下凹陷中。

【穴位解剖】在腰背筋膜、棘上韧带及棘间韧带中；有第 5 肋间动脉后支及棘间皮下静脉丛；分布有第 5 胸神经后支内侧支。

【临床主治】心痛，惊悸，怔忡，不寐健忘，中风不语，癫痫，腰脊强，肩背痛，咳嗽，气喘。

【临床经验】配关元治疗身热头痛；配神门治健忘、惊悸；配百会、三阴交治疗失眠健忘、小儿惊风、痫证；配心俞、厥阴俞、内关、通里、曲泽治疗胸痹。

【针刺艾灸】斜刺 0.5 ～ 1 寸；可灸。

12. 身柱 Shēnzhù

歌　诀

三胸突下身柱点，胸背疼痛咳嗽喘，
神经衰弱肺结核，身热谵语狂走癫。

身柱

【穴位定位】背部后正中线上，第 3 胸椎棘突下凹陷中。

【穴位解剖】在腰背筋膜、棘上韧带及棘间韧带中；有第 3 肋间动脉后支及棘间皮下静脉丛；分布有第 3 胸神经后支内侧支。

【临床主治】身热头痛，咳嗽，气喘，惊厥，癫狂痫证，腰脊强痛，疔疮发背。

【临床经验】配水沟、内关、丰隆、心俞治疗癫狂痫；配风池、合谷、大椎治疗肺热、咳嗽；配灵台、合谷、委中（泻法）。

13. 陶道 Táodào

歌　诀

一胸突下陶道取，发热恶寒与疟疾，
项背强痛及头痛，癫痫癫狂儿麻痹。

【穴位定位】后正中线上，第 1 胸椎棘突下凹陷中。

【穴位解剖】在腰背筋膜、棘上韧带及棘间韧带中；有第 1 肋间动脉后支和棘间皮下静脉丛；分布有第 1 胸神经后支的内侧支。

【临床主治】热病、疟疾、恶寒发热、咳嗽、气喘等外感病证，骨蒸潮热，癫狂，脊强。

【临床经验】疟疾配大椎、内关、公孙；阴虚发热，配大椎、阴郄。

【针刺艾灸】向上斜刺 0.5 ～ 1 寸。

14. 大椎 Dàzhuī

歌　诀

七颈一胸间大椎，中暑疟疾热病推，

癫痫癫狂荨麻疹，咳嗽哮喘及项背。

【穴位定位】后正中线上，在第 7 颈椎棘突下凹陷中。

【穴位解剖】在腰背筋膜、棘上韧带及棘间韧带中；有颈横动脉分支和棘间皮下静脉丛；分布有第 8 颈神经后支的内侧支。

【临床主治】热病、疟疾、恶寒发热、咳嗽、气喘等外感病证；骨蒸潮热；癫狂痫证、小儿惊风等神志病证；项强，脊痛；风疹，痤疮。

【临床经验】外感发热无汗配风池、合谷；半身不遂、肩关节脱臼配巨骨；疟疾配间使、后溪。

【针刺艾灸】向上斜刺 0.5 ～ 1 寸。

15. 哑门 Yǎmén

歌　诀

哑门一二颈椎间，中风后遗癫狂痫，

脑震荡遗及呕吐，聋哑鼻衄慢性咽。

【穴位定位】第 1 颈椎下，后发际正中直上 0.5 寸。

【穴位解剖】在项韧带和项肌中，深部为弓间韧带和脊髓；有枕动、静脉分支及棘间静脉丛；分布有第 3 颈神经和枕大神经支。

【临床主治】暴喑，舌缓不语；癫狂痫、癔证等神志病证；头痛，颈项强痛。

【临床经验】中风舌强不语配中冲（点刺放血）；聋哑，配听会、阳陵泉、足窍阴。

【针刺艾灸】正坐位，头微前倾，项部放松，向下颌方向缓慢刺入 0.5 ～ 1 寸，不可向上深刺，以免刺入枕骨大孔，伤及延髓。

16. 风府 Fēngfǔ

歌　诀

枕骨粗隆下风府，斜方肌间凹陷住，

感冒头痛咽喉痛，颈项强痛难回顾，

中风后遗精神病，聋哑眩晕鼻衄堵。

【穴位定位】正坐，头微前倾，后正中线上，入后发际上 1 寸。

【穴位解剖】在项韧带和项肌中，深部为环枕后膜和小脑延髓池；有枕动、静脉分支及棘间静脉丛；分布有第 3 颈神经和枕大神经分支。

【临床主治】中风、癫狂痫、癔证等内风为患的神志病证；头痛、眩晕、颈项强痛、目赤肿痛、失音、目痛、鼻衄等内、外风疾患。

【临床经验】中风先兆配水沟、合谷、中冲；头后颈项部痛配后溪。

【针刺艾灸】正坐位，头微前倾，项部放松，向下颌方向缓慢刺入 0.5 ～ 1 寸，不可向上深刺，以免刺入枕骨大孔，伤及延髓。

17. 脑户 Nǎohù

歌　诀

枕骨粗隆上脑户，风府穴上一寸五，

癫痫头痛颈项强，音哑眩晕不明目。

【穴位定位】风府穴直上 1.5 寸，枕骨粗隆上缘凹陷中。

【穴位解剖】在左右枕骨肌之间；有左右枕动、静脉分支；分布有枕大神经分支。

【临床主治】头晕，项强，失音，癫痫。

【临床经验】老年动脉硬化头晕配行间。

【针刺艾灸】平刺 0.5 ～ 0.8 寸。

18. 强间 Qiángjiān

歌　诀

强间脑户上寸五，头痛眩晕及呕吐，

神衰癫痫精神病，颈项强痛难回顾。

【穴位定位】脑户穴直上 1.5 寸，或风府穴与百会穴连线的中点处。

【穴位解剖】在浅筋膜、帽状腱膜中；有左右枕动、静脉吻合网；分布有枕大神经分支。

【临床主治】头痛，目眩，项强，癫狂。

【临床经验】共济失调行走蹒跚，强间透刺脑户。

【针刺艾灸】平刺 0.5 ～ 0.8 寸。

19. 后顶 Hòudǐng

歌 诀

后顶寸五接强间，主治头痛及目眩，

癫痫精神分裂症，头项强痛与失眠。

【穴位定位】强间穴直上 1.5 寸，或百会穴直后 1.5 寸。

【穴位解剖】在浅筋膜、帽状腱膜中；有左右枕动、静脉吻合网；分布有枕大神经分支。

【临床经验】老年喜笑无常配水沟可获显效。

【临床主治】头痛，眩晕，癫狂痫。

【针刺艾灸】平刺 0.5 ～ 0.8 寸。

20. 百会 Bǎihuì

歌 诀

百会位于头顶巅，后发七寸两耳间，

惊悸健忘与眩晕，癔症头痛癫狂痫，

昏厥阴挺及脱肛，耳聋耳鸣中风瘫。

【穴位定位】后发际正中直上 7 寸，或头部正中线与两耳尖连线的交点处。

【穴位解剖】在帽状腱膜中；有左右颞浅动、静脉及左右枕动、静脉吻合网；分布有枕大神经及额神经分支。

【临床主治】痴呆、中风、失语、瘛疭、不寐、健忘、癫狂痫、癔证等神志病证；头风、头痛、眩晕、耳鸣等头面病证；脱肛、阴挺、胃下垂、肾下垂等气失固摄而致的下陷病证。

【临床经验】中风脱证配关元、神阙（隔盐灸）；脱肛配腰俞；子宫脱垂配曲骨；肾虚耳鸣配肾俞；阳热盛前头痛配上星、合谷。

【针刺艾灸】平刺 0.5～0.8 寸；升阳举陷可用灸法。

21. 前顶 Qiándǐng

歌　诀

百会穴前寸半，头顶疼痛癫痫，
鼻流清涕眩晕，中风所致偏瘫。

【穴位定位】百会穴前 1.5 寸，或前发际正中直上 3.5 寸处。

【穴位解剖】在帽状腱膜中；有左右颞浅动、静脉吻合网；分布有额神经分支及枕大神经分支。

【临床主治】头痛，眩晕，鼻渊，癫狂痫。

【临床经验】老年多哭配水沟可获显效；头项痛配四神聪、行间。

【针刺艾灸】平刺 0.5～0.8 寸。

22. 囟会 Xìnhuì

歌　诀

百会穴前三寸，囟会治疗眩晕，
头痛惊悸面肿，小儿惊厥鼻炎。

【穴位定位】前顶穴前 1.5 寸，或前发际正中直上 2 寸。

【穴位解剖】在帽状腱膜中；有左右颞浅动、静脉吻合网；分布有额神经分支。

【临床主治】头痛，眩晕，鼻渊，癫狂痫。

【临床经验】小儿五迟配脾俞、胃俞、肝俞、肾俞；脑缺血配心俞、肝俞、脾俞。

【针刺艾灸】平刺 0.5 ～ 0.8 寸。小儿前囟未闭者禁针。

23. 上星 Shàngxīng

歌 诀

入发 1 寸上星，穴居额上正中，

头痛目痛鼻炎，鼻衄精神疾病。

【穴位定位】囟会穴前 1 寸或前发际正中直上 1 寸。

【穴位解剖】在左右额肌交界处；有额动、静脉分支及颞浅动、静脉分支；分布有额神经分支。

【临床主治】头痛、目痛、鼻渊、鼻衄等头面部病证；热病，疟疾；癫狂。

【临床经验】阳热鼻衄，按压上星穴可迅速止血；鼻渊流涕配口禾髎、风府；热盛头痛配百合、列缺。

【针刺艾灸】平刺 0.5 ～ 0.8 寸。

24. 神庭 Shéntíng

歌 诀

入发五分神庭，穴居额上正中，

癫痫惊悸不寐，眩晕鼻炎头痛。

【穴位定位】前发际正中直上 0.5 寸。

【穴位解剖】在左右额肌交界处；有额动、静脉分支；分布有额神经分支。

【临床主治】癫狂痫；头痛、目眩、目赤、目翳、鼻渊、鼻衄等头面五官病证；不寐、惊悸等神志病证。

【临床经验】鼻渊不闻香臭配迎香；前额头痛配列缺。

【针刺艾灸】平刺 0.5 ～ 0.8 寸。

25. 素髎 Sùliáo

歌　诀

鼻尖中央素髎，善能祛风开窍，
休克昏厥鼻病，呼衰心率过少。

【穴位解剖】在鼻尖软骨中；有面动、静脉鼻背支；分布有筛前神经鼻外支（眼神经分支）。

【临床主治】昏迷、惊厥、新生儿窒息、休克、呼吸衰竭等急危重症；鼻渊、鼻衄等鼻病。

【临床经验】手足震颤独取素髎，长时间留针有效；阿尔茨海默证配通天、水沟。

【针刺艾灸】向上斜刺 0.3 ～ 0.5 寸，或点刺放血。

26. 人中（水沟）Rénzhōng（shuǐgōu）

歌　诀

人中穴居鼻沟，上中三一相交，
休克中暑癔证，此穴止痉醒脑，
呼吸衰竭癫狂，落枕急性扭腰。

【穴位定位】在人中沟的上 1/3 与下 2/3 交点处。

【穴位解剖】在口轮匝肌中；有上唇动、静脉；分布有眶下神经的分支及面神经颊支。

【临床主治】昏迷、昏厥、中风、中暑、休克、呼吸衰竭等急危重症，为急救要穴之一；癔证、癫狂痫、急慢惊风等神志病证；鼻塞、鼻衄、面肿、口喎、齿痛、牙关紧闭等口面鼻部病证；闪挫腰痛。

【临床经验】急性腰扭伤，独取水沟有效；气厥昏迷，配合谷、太冲；中风头昏语言不利配哑门；口眼喎斜配地仓、颊车、下关、合谷。

【针刺艾灸】向上斜刺 0.3 ～ 0.5 寸，强刺激，或指甲掐按。

27. 兑端 Duìduān

歌　诀

上唇上端兑端，沟唇连接之点，

晕厥昏迷癔证，龈肿癫狂癫痫。

【穴位定位】上唇正中的尖端，红唇与皮肤移行处。

【穴位解剖】在口轮匝肌中；有上唇动、静脉；分布有眶下神经支及面神经颊支。

【临床主治】昏迷、昏厥、癫狂、癔证等神志病证；口喎、口噤、口臭、齿痛等口部病证。

【临床经验】急性腰扭伤，独取兑端可获显效；惊吓癫疾吐沫配本神。

【针刺艾灸】向上斜刺 0.2 ～ 0.3 寸。

28. 龈交 Yínjiāo

歌　诀

龈交唇下取穴，系带齿龈相接，

鼻炎鼻塞癫狂，牙龈肿痛眼痒。

【穴位定位】上唇系带与齿龈连接处。

【穴位解剖】有上唇系带及上唇动、静脉；分布有上颌神经分支。

【临床主治】口㖞、口噤、口臭、齿衄、面赤颊肿等面口部病证；癫狂。

【临床经验】酒渣鼻，独取龈交（点刺出血）有效。

【针刺艾灸】向上斜刺 0.2 ～ 0.3 寸；或点刺出血。

十四、任脉穴位

任脉主要循行在人体的前正中线上。任脉腧穴分布于任脉循行所过的会阴部、腹胸前正中线、颈部、颏部，见图 4-99。

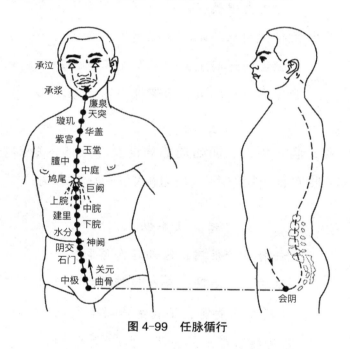

图 4-99　任脉循行

任脉循行歌

任脉起于会阴，沿腹中线上升。

经胸咽喉过颈，循面入眼眶中。

取穴时主要应掌握的解剖标志有：阴囊根部、大阴唇后联合、肛门、耻骨联合、肚脐、剑胸结合、胸骨角、胸骨上窝、喉结、颏唇沟等。

任脉腧穴从会阴至承浆共 24 穴，其中：会阴部 1 穴（会阴）腹部 15 穴（曲骨、中极、关元、石门、气海、阴交、神阙、水分、下脘、建里、中脘、上脘、巨阙、鸠尾、中庭），胸部 6 穴（膻中、玉堂、紫宫、华盖、璇玑、天突），颈部 1 穴（廉泉），面部 1 穴（承浆）。

任脉经六歌

任脉中行二十四，会阴潜伏二阴间，

曲骨之上中极在，关门石门气海边，

阴交神阙水分处，下脘建里中脘前，

上脘巨阙连鸠尾，中庭膻中玉堂连，

紫宫华盖循璇玑，天突廉泉承浆端。

本经腧穴腹、胸、颈、头面的局部病证及相应的内脏器官病证有较好的作用，部分腧穴有强壮作用，少数腧穴可治疗神志病。

任脉主病歌

任脉主治疾病，因部各有不同，

胸穴主治心肺，食道气管其中，

上腹主治胃肠，下腹主治泌生[1]，

兼治肠道疾患，会阴关[2]气[3]救生。

注：[1]指泌尿生殖系统疾病；[2]指关元；[3]指气海

1. 会阴 Huìyīn

歌　诀

会阴穴居会阴中，外阴肛门之间容，

呼衰阴挺经不调，腺炎遗精痔肛肿。

【穴位定位】会阴部，男性当阴囊根部与肛门连线的中点，女性当大唇后联合与肛门连线的中点。

【穴位解剖】在球海绵体中央，有会阴浅、深横肌；有会阴动、静脉分支；分布有会阴神经分支。

【临床主治】溺水窒息，昏迷，癫狂，惊痫，癃闭，遗尿，阴痛，阴痒，阴部汗湿，脱肛，阴挺，疝气，痔疾，遗精，月经不调。

【临床经验】配神门治疗癫、狂、痫；配水沟治疗溺水窒息；配十宣急救昏迷；配蠡沟治疗阴痒、阴痛（湿热下注型）；配归来、百会治阴挺（中气下陷型）；配承山治痔疮、脱肛；配支沟、上巨虚治疗便秘；配中极治疗遗尿、淋证；配关元治疗遗精。

【针刺艾灸】直刺 0.5 ～ 1 寸，孕妇慎用；可灸。

【穴位属性】任脉别络，侠督脉、冲脉之会。

2. 曲骨 Qūgǔ（图 4-100）

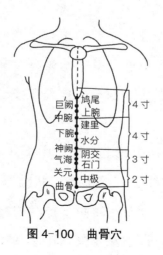

图 4-100　曲骨穴

歌　诀

曲骨穴居中线，耻骨联合上缘，

遗尿小便不利，阳痿遗精带疝。

【穴位定位】下腹部前正中线上，耻骨联合上缘的中点处。

【穴位解剖】在腹白线上；有腹壁下动脉及闭孔动脉的分支；分布有髂腹下神经分支。

【临床主治】少腹胀满，小便淋沥，遗尿，疝气，遗精，阳痿，阴囊湿痒，月经不调，赤白带下，痛经。

【临床经验】配肾俞、志室、大赫、关元、命门治疗阳痿、遗精（肾气虚型）；配膀胱俞、肾俞、次髎、阴陵泉、蠡沟治疗阳痿、遗精、癃闭、淋证、阴痒、湿疹、带下（湿热下注）；配中极、关元、肾俞治疗肾虚、遗尿、小便不利；配关元、命门、阴交（针补法或灸）治疗宫寒不孕、痛经。

【针刺艾灸】直刺 0.5～1 寸，内为膀胱，应在排尿后进行针刺；可灸。

【穴位属性】任脉、足厥阴之会。

3. 中极 Zhōngjí

歌　诀

脐下四寸取中极，前正中线此穴居，

月经不调盆腔炎，尿路感染尿潴遗，

子宫脱垂外阴痒，痛经阳痿遗疝气。

【穴位定位】下腹部正中线上，当脐中下 4 寸。

【穴位解剖】在腹白线上，深部为乙状结肠；有腹壁浅动、静脉分支及腹壁下动、静脉分支；分布有髂腹下神经的前皮支。

【临床主治】小便不利，遗溺不禁，阳痿，早泄，遗精，白浊，疝气偏坠，积聚疼痛，月经不调，阴痛，阴痒，痛经，带下，崩漏，阴挺，产后恶露不净，胞衣不下，水肿。

【临床经验】配大赫、肾俞、阴交、三阴交、次髎治疗阳痿、早泄、遗精、白浊、月经不调、痛经、崩漏、产后恶露不净、胞衣不下、阴挺等症（肾气虚型）；配阴谷、气海、肾俞治疗遗溺不禁；配大敦、关元、三阴交治疗疝气偏坠；配水分、三焦俞、三阴交、气海、委阳治疗水肿；中极透曲骨，配三阴交、地机治疗产后、术后尿潴留；中极透曲骨配气海、膻中、足三里治疗尿潴留（老年人气虚）。

【针刺艾灸】直刺 0.5 ～ 1 寸；可灸。

【穴位属性】足三阴、任脉之会。

临床治疗经验

谭某，男，25 岁，2007 年 8 月 23 日初诊。患者于 3 个月前开始有梦遗而泄精，次数日渐增多，曾服中药治疗 1 个多月，效果不明显，心情沉重，夜不入眠。近 1 周来梦遗，每日 1 次。症见形体瘦弱、头晕、耳鸣、腰酸，精神不振，舌质淡红，脉细数。取中极穴、关元穴交替注射维生素 B_1 注射液 0.5ml，针尖向前阴方向，隔日 1 次，6 次为 1 个疗程，1 周后遗精次数明显减少。

按：梦遗多系肾阴亏耗，相火炽盛，扰动精室引起。关元是足三阴、任脉之会，能补肾元，用中极调整气化之意。本证多数属于功能性，故在治疗的同时辅以心理开导，消除患者顾虑，使其正确对待疾病。

4. 关元 Guānyuán

歌　诀

脐下三寸关元，休克中风气喘。

阳痿早泄遗精，痛经阴挺盆炎，

月经不调不孕，腹痛腹泻肠疝。

消渴神衰遗尿，肾炎尿路感染。

【穴位定位】下腹部前正中线上，当脐中下 3 寸。

【穴位解剖】在腹白线上，深部为小肠；有腹壁浅动、静脉分支及腹壁下动、静脉分支；分布有第 12 肋间神经前皮支的内侧支。

【临床主治】中风脱证，虚劳冷惫，羸瘦无力，少腹痛，霍乱吐泻，痢疾，脱肛，疝气，便血，溺血，小便不利，尿频，尿闭，遗精，白浊，阳痿，早泄，月经不调，闭经，痛经，赤白带下，阴挺，崩漏，阴门瘙痒，恶露不净，胞衣不下，消渴，眩晕。

【临床经验】配气海、肾俞（重灸）、神阙（隔盐灸）急救中风脱证；配足三里、脾俞、公孙、大肠俞治疗虚劳、里急、腹痛；配三阴交、血海、中极、阴交治疗月经不调（冲任不固，针用补法）；配中极、大赫、肾俞、次髎、命门、三阴交治疗男子不育症、阳痿、遗精、早泄、尿频、尿闭、遗尿（肾阳虚衰，针补法或艾灸）；配太溪、肾俞治疗泄痢不止、五更泄。

【针刺艾灸】直刺 0.5 ～ 1 寸；可灸。

【穴位属性】足三阴、任脉之会。

5. 石门 Shímén

歌　诀

脐下二寸石门，腹痛泄痢不禁，
月经过多闭经，消化不良腹坚，
遗精腹胀尿闭，高压水肿肠疝。

【穴位定位】下腹部前正中线上，当脐中下 2 寸。

【穴位解剖】在腹白线上，深部为小肠；有腹壁浅动、静脉分支及腹壁下动、静脉分支；布有第 11 肋间神经前皮支的内侧支。

【临床主治】腹胀，泄痢，脐腹痛，奔豚疝气，水肿，小便不利，遗精，阳痿，闭经，带下，崩漏，产后恶露不净。

【临床经验】配阴陵泉、关元、阴交治疗四肢水肿、小便不利（肾气不化）；配肾俞、三阴交治疗遗尿；配关元、天枢、气海、足三里治疗腹胀泄泻、脐腹痛；配大敦、归来治疗疝气；配三阴交、带脉穴治疗崩漏、带下。

【针刺艾灸】直刺 0.5 ～ 1 寸；可灸。孕妇慎用。

【穴位属性】手少阳之募穴。

6. 气海 Qìhǎi

歌　诀

气海脐下寸半，衰弱休克气喘，

腹痛腹胀泄痢，遗尿尿潴感染，

遗精阳痿不调，阴挺脱肛肠疝。

【穴位定位】下腹部前正中线上脐中下 1.5 寸。

【穴位解剖】在腹白线上，深部为小肠；有腹壁浅动脉、静脉分支及腹壁下动、静脉分支；分布有第 11 肋间神经前皮支的内侧支。

【临床主治】脐腹痛，水肿鼓胀，脘腹胀满，水谷不化，大便不通，泄痢不禁，癃闭，遗尿，遗精，阳痿，疝气，月经不调，痛经，闭经，崩漏，带下，阴挺，产后恶露不净，胞衣不下，脏气虚惫，形体羸瘦，四肢乏力。

【临床经验】配三阴交治疗白浊、遗精；配关元治疗产后恶露不净；配灸关元、膏肓、足三里治疗喘息短气（元气虚惫）；配关元、命门（重灸）、神阙（隔盐灸）急救中风脱证。配足三里、脾俞、胃俞、天枢、上巨虚治疗胃腹胀痛、呃逆、呕吐、水谷不化、大便不通、泄痢不禁（脾气虚弱）；配足三里、合谷、百会治疗胃下垂、子宫下垂、脱肛。

【针刺艾灸】直刺 0.5 ～ 1 寸；可灸。孕妇慎用。

【穴位属性】肓之原穴。

7. 阴交 Yīnjiāo

歌　诀

脐下一寸阴交，前中线上寻找，

腹痛阴痒疝痛，带下恶露不调。

【穴位定位】在下腹部，前正中线上，当脐中下 1 寸。

【穴位解剖】在腹白线上，深部为小肠；有腹壁浅动脉、静脉分支及腹壁下动、静脉分支；分布有第 10 肋间神经前皮支的内侧支。

【临床主治】绕脐冷痛，腹满水肿，泄泻，疝气，阴痒，小便不利，奔豚，血崩，带下，产后恶露不净，小儿陷囟，腰膝拘挛。

【临床经验】配阴陵泉、带脉穴治疗赤白带下；配子宫穴、三阴交治疗月经不调、崩漏；配大肠俞、曲池治疗脐腹痛；配天枢、气海治疗腹胀肠鸣、泄泻。

【针刺艾灸】直刺 0.5 ～ 1 寸；可灸。孕妇慎用。

【穴位属性】任脉、冲脉、少阴之会。

8. 神阙 Shénquè

歌　诀

神阙脐窝应谨慎，宜灸不宜消毒针，

肠鸣腹痛腹泻胀，中风虚脱不省人。

【穴位定位】腹中部脐中央。

【穴位解剖】在脐窝正中，深部为小肠；有腹壁下动、静脉；分布有第 10 肋间神经前皮支的内侧支。

【临床主治】中风虚脱，四肢厥冷，尸厥，风痫，形惫体乏，脐腹痛，水肿膨胀，脱肛，泄痢，便秘，小便不禁，五淋，妇女不孕。

【临床经验】配三阴交治疗五淋；配公孙、水分、天枢、足三里治疗泄痢便秘、脐腹痛（脾肾不和）；配长强、气海、关元治疗脱肛、小便不禁、肾虚不孕症；神阙（隔盐灸）配关元、气海（重灸）治疗中风脱证。

【针刺艾灸】禁刺；可灸。

9. 水分 Shuǐfèn

歌 诀

前正中线水分，穴居脐上一寸，

肠鸣腹泻腹痛，水肿小便不通。

【穴位定位】上腹部前正中线上，脐中上1寸。

【穴位解剖】在腹白线上，深部为小肠；有腹壁下动脉、静脉分支及腹壁下动、静脉分支；分布有第8、9肋间神经前皮支的内侧支。

【临床主治】腹痛，腹胀，肠鸣，泄泻，反胃，水肿，小儿陷囟，腰脊强急。

【临床经验】配天枢、地机治疗腹水；配内关治疗反胃呕吐；配中封、曲泉治疗脐痛；配脾俞、三阴交治疗浮肿。

【针刺艾灸】直刺0.5～1寸；可灸。

10. 下脘 Xiàwǎn

歌 诀

脐上二寸下脘，胃痛少食胀满，

下垂呕吐痢疾，消瘦痞块腹坚。

【穴位定位】上腹部，前正中线上，脐中上2寸。

【穴位解剖】在腹白线上，深部为横结肠；有腹壁上下动、静脉交界处的分支；分布有第8肋间神经前皮支的内侧支。

【临床主治】胃脘痛，腹胀，呕吐，呃逆，完谷不化，肠鸣，泄泻，痞块，虚肿。

【临床经验】配天枢、气海、关元、足三里（针灸并用）治疗急性菌痢。

【针刺艾灸】直刺0.5～1寸；可灸。

【穴位属性】足太阴、任脉之会。

11. 建里 Jiànlǐ

歌　诀

脐上三寸建里，任脉中线量取，

消化不良水肿，胃痛腹胀呕逆。

【穴位定位】上腹部，前正中线上，脐中上3寸。

【穴位解剖】在腹白线上，深部为横结肠；有腹壁上下动、静脉交界处的分支；分布有第8肋间神经前皮支的内侧支。

【临床主治】胃痛，腹胀，呕吐，食欲缺乏，肠中切痛，水肿。

【临床经验】配内关治疗胸中苦闷；配水分治疗肚腹浮肿。

【针刺艾灸】直刺0.5～1寸；可灸。

12. 中脘 Zhōngwǎn

歌　诀

脐上四寸中脘，溃疡下垂胃炎，

食欲不振腹泻，呕吐呃逆痉挛。

中脘

【穴位定位】上腹部，前正中线上，脐中上4寸。

【穴位解剖】在腹白线上，深部为胃幽门部；有腹壁上动、静脉；分布有第 7、8 肋间神经前皮支的内侧支。

【临床主治】胃痛，腹胀，呕吐，呃逆，反胃，吞酸，纳呆，食不化，疳积，膨胀，黄疸，肠鸣，泄痢，便秘，便血，胁下坚痛，虚劳吐血，哮喘，头痛，不寐，惊悸，怔忡，脏躁，癫狂，痫证，尸厥，惊风，产后血晕。

【临床经验】配百会、足三里、神门治疗失眠、脏躁；配膻中、天突、丰隆治疗哮喘；配梁丘、下巨虚治疗急性胃肠炎；配肝俞、太冲、三阴交、公孙治疗疗胃十二指肠球部溃疡；配上脘、梁门（电针 20 分钟）治疗胆道蛔虫病；配阳池、胞门、子户（针灸并用）治疗腰痛、痛经、月经不调（子宫不正）；配气海、足三里、内关、百会治疗胃下垂。

【针刺艾灸】直刺 0.5 ～ 1 寸；可灸。

【穴位属性】胃经募穴，八会穴之腑会，手太阳、少阳、足阳明、任脉之会。

临床治疗经验

温某，女，25 岁，诉上腹部剧烈疼痛 3 小时。患者疼痛剧烈，不能碰触，头出冷汗，四肢发凉，经诊断为"胃痉挛"，建议针灸治疗。查体：舌苔白厚而腻，脉沉紧。治疗方法：令患者仰卧，中脘穴常规消毒后，取芒针随呼吸缓慢深刺中脘穴 2.5 ～ 3 寸深，患者感到针尖下沉向下行气，施以小幅度提插泻法，患者感觉局部有酸胀感向腹周放射后即出针。此时患者胃痛已基本消失，并已经没有压痛，脉转平缓。

按：中脘穴为特定穴中八会穴之——腑会，又因其位于中腹部，故可以通治消化系统的多种疾病，可以通调气机、宽中利气。中脘穴位于胃体局部，是治疗各种胃病的重要穴位，针具直接作用于胃体，使上腹部均有针感，刺激量大即疼痛即止。

13. 上脘 Shàngwǎn

歌 诀

中脘上一取上脘，胃痛呃逆吐黄疸，

腹胀腹泻食不化，虚劳惊悸与癫痫。

【穴位定位】上腹部，前正中线上，脐中上 5 寸。

【穴位解剖】在腹白线上，深部为肝下缘及胃幽门部；有腹壁上动、静脉分支；分布有第 7 肋间神经前皮支的内侧支。

【临床主治】胃痛，腹胀，呕吐，呃逆，纳呆，食不化，黄疸，泄痢，虚劳吐血，咳嗽痰多，癫痫。

【临床经验】配丰隆治疗纳呆；配天枢、中脘治疗嗳气吞酸、腹胀、肠鸣、泄泻。

【针刺艾灸】直刺 0.5 ～ 1 寸；可灸。

【穴位属性】任脉、足阳明、手太阳之会。

14. 巨阙 Jùquè

歌 诀

脐上 6 寸巨阙，癫痫精神分裂，

心悸胃病呃逆，胸满胸痛尸厥。

【穴位定位】上腹部，前正中线上，脐中上 6 寸。

【穴位解剖】在腹白线上，深部为肝；有腹壁上动、静脉分支；分布有第 7 肋间神经前皮支的内侧支。

【临床主治】胸痛，心痛，心烦，惊悸，尸厥，癫狂，痫证，健忘，胸满气短，咳逆上气，腹胀暴痛，呕吐，呃逆，噎膈，吞酸，黄疸，泄痢。

【临床经验】配内关治疗心绞痛；配章门、合谷、中脘、内关、足三里治疗呃逆；配足三里、膻中、内关、三阴交、心平穴、心俞治疗急性心肌梗死；配内关、水沟治疗癫狂痫证；配神门治疗不寐、健忘。

【针刺艾灸】直刺 0.5 ～ 1 寸；可灸。

【穴位属性】心经募穴。

15. 鸠尾 Jiūwěi

歌　诀

鸠尾脐上方七寸，胸骨剑突下五分，

胆道蛔虫心绞痛，胸满咳逆癫痫奔。

【穴位定位】上腹部，前正中线上，剑胸结合部下 1 寸。

【穴位解剖】在腹白线上，腹直肌起始部，深部为肝；有腹壁上动、静脉分支；分布有第 6 肋间神经前皮支的内侧支。

【临床主治】心痛，心悸，心烦，癫痫，惊狂，胸中满痛，咳嗽气喘，呕吐，呃逆，反胃，胃痛。

【临床经验】配梁门、足三里治胃痛；配三关、足三里治呕吐。

【针刺艾灸】斜向下刺 0.5 ～ 1 寸；可灸。

16. 中庭 Zhōngtíng

歌　诀

胸骨中线中庭，第 5 肋间相平，

胸胁胀满呕吐，梅核小儿吐乳。

【穴位定位】胸部前正中线上，平第 5 肋间，即剑胸结合部。

【穴位解剖】有胸廓（乳房）内动、静脉的前穿支；分布有第 5 肋间神经前皮支的内侧支。

【临床主治】胸腹胀满，噎膈，呕吐，心痛，梅核气。

【临床经验】配俞府、意舍治疗呕吐。

【针刺艾灸】平刺 0.3 ~ 0.5 寸；可灸。

17. 膻中 Dànzhōng

膻中

歌　诀

膻中位居胸中线，相平四肋两乳间，

胸痛胸闷心绞痛，咳嗽呃逆及哮喘，

咳脓咳血属肺痈，妇人乳少乳腺炎。

【穴位定位】在胸部，当前正中线上，平第 4 肋间，两乳头连线的中点。

【穴位解剖】在胸骨体上；有胸廓（乳房）内动、静脉的前穿支；分布有第 4 肋间神经前皮支的内侧支。

【临床主治】咳嗽，气喘，咯唾脓血，胸痹心痛，心悸，心烦，产妇少乳，噎膈，臌胀。

【临床经验】配曲池、合谷（泻法）治急性乳腺炎；配内关、三阴交、巨阙、心平、足三里治冠心病急性心肌梗死；配中脘、气海治呕吐反胃；配天突治哮喘；配乳根、合谷、三阴交、少泽，灸膻中治产后缺乳；配肺俞、丰隆、内关治咳嗽痰喘；配厥阴俞、内关治心悸、心烦、心痛。

【针刺艾灸】平刺 0.3 ~ 0.5 寸；可灸。

【穴位属性】心包经之募穴，八会穴之气会。

临床治疗经验

曹某，女，21 岁，学生。哮喘 5 年余，多在夜间发病，每当气候转变，吃寒凉食物后加重，痰色白，平时恶寒。查体：舌淡苔白，脉细。治疗方法：

灸膻中穴，每次 5 壮，每日 1 次，经 20 次治疗，哮喘症状缓解。半年内再未发生。

按：《医学入门》载："膻中主哮喘。"《针灸甲乙经》载："咳逆上气，唾咳短气不得息，口不能言，膻中主之。"

18. 玉堂 Yùtáng

歌　诀

玉堂第三肋间，位居胸骨中线，

呕吐胸闷胸疼，支气管炎哮喘。

【穴位定位】胸部前正中线上，平第 3 肋间。

【穴位解剖】在胸骨体中点；有胸廓（乳房）内动、静脉的前穿支；分布有第 3 肋间神经前皮支的内侧支。

【临床主治】膺胸痛，咳嗽，气短，喘息，喉痹咽肿，呕吐寒痰，两乳肿痛。

【临床经验】玉堂透膻中、内关、胸夹脊（T1 ～ 5）治疗胸痹。

【针刺艾灸】平刺 0.3 ～ 0.5 寸；可灸。

19. 紫宫 Zǐgōng

歌　诀

二肋间紫宫，位居胸骨中，

气管炎哮喘，胸闷与胸痛。

【穴位定位】胸部前正中线上，平第 2 肋间。

【穴位解剖】在胸骨体上；有胸廓（乳房）内动、静脉的前穿支；分布有第 2 肋间神经前皮支的内侧支。

【临床主治】咳嗽，气喘，胸胁支满，胸痛，喉痹，吐血，呕吐，饮食不下。

【临床经验】配玉堂、太溪治疗呃逆上气、心烦。

【针刺艾灸】平刺 0.3 ～ 0.5 寸；可灸。

20. 华盖 Huágài

歌　诀

华盖胸骨中线，相平第一肋间，

胸胁满痛咳逆，咽喉肿痛哮喘。

【穴位定位】胸部前正中线上，平第 1 肋间。

【穴位解剖】在胸骨角上；有胸廓（乳房）内动、静脉的前穿支；分布有第 1 肋间神经前皮支的内侧支。

【临床主治】咳嗽，气喘，胸痛，胁肋痛，喉痹，咽肿。

【临床经验】配气户治疗胁肋痛。

【针刺艾灸】平刺 0.3 ～ 0.5 寸，可灸。

21. 璇玑 Xuánjī

歌　诀

璇玑胸骨中线行，第一肋骨上缘平，

支气管炎咳哮喘，咽喉肿痛胸胁痛。

【穴位定位】胸部前正中线上，天突下 1 寸。

【穴位解剖】胸骨柄上；有胸廓（乳房）内动、静脉的前穿支；分布有锁骨上神经前支。

【临床主治】咳嗽，气喘，胸满痛，喉痹咽肿，积食。

【临床经验】配鸠尾治疗喉痹咽肿。

【针刺艾灸】平刺 0.3 ～ 0.5 寸；可灸。

22. 天突 Tiāntū（图 4-101）

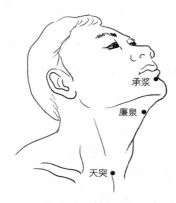

承浆

廉泉

天突

图 4-101 天突穴

歌 诀

胸骨七窝取天突，咳嗽哮喘喉异物，

吞咽困难及呃逆，甲状腺肿频呕吐。

【穴位定位】颈部前正中线上，胸骨上窝中央。

【穴位解剖】在左右胸锁乳突肌之间，深层左右为胸骨舌骨肌和胸骨甲状肌；皮下有颈静脉弓、甲状腺下动脉分支；深部为气管，再向下，在胸骨柄后方为头臂静脉及主动脉弓；分布有锁骨上神经前支。

【临床主治】咳嗽，哮喘，胸中气逆，咯血，咽喉肿痛，舌下急，暴喑，瘿气，噎膈，梅核气。

【临床经验】配定喘穴、鱼际治疗哮喘、咳嗽；配膻中、列缺疗治外感咳嗽；配内关、中脘治疗呃逆；配廉泉、涌泉治疗暴喑；配丰隆治疗梅核气；配少商、天容治疗咽喉肿痛；配气舍、合谷治疗地方性甲状腺肿。

【针刺艾灸】先直刺 0.2～0.3 寸，然后沿胸骨柄后缘，气管前缘缓慢向下刺入 0.5～1 寸；可灸。

【穴位属性】阴维、任脉之会。

【注意事项】本穴针刺不能过深，也不宜向左右刺，以防刺伤锁骨下动脉及肺尖。如刺中气管壁，针下有硬而轻度弹性的感觉，患者出现喉痒欲咳等现象；若刺破气管壁，可引起剧烈的咳嗽及血痰等现象；如刺中头臂静脉或主动脉弓时，针下可有柔软而有弹性的阻力或患者有疼痛感觉，应即退针。

23. 廉泉 Liánquán

歌　诀

廉泉喉结上方居，舌体上缘中点取，
舌下肿痛口腔炎，失语舌强言不利，
吞咽困难聋哑症，咳嗽哮喘咽喉疾。

【穴位定位】颈部前正中线上，结喉上方，舌骨上缘凹陷处。

【穴位解剖】在甲状软骨和舌骨之间，深部为会厌，下方为喉门，有甲状舌骨肌、舌肌；有颈前浅静脉及甲状腺上动、静脉；分布有颈皮神经，深层有舌下神经分支。

【临床主治】舌下肿痛，舌根急缩，舌纵涎出，舌强，中风失语，舌干口燥，口舌生疮，暴喑，喉痹，聋哑，咳嗽，哮喘，消渴，食不下。

【临床经验】配金津、玉液、天突、少商治疗舌强不语、舌下肿痛、舌缓流涎、暴喑。

【针刺艾灸】直刺 0.5～0.8 寸，不留针；可灸。

【穴位属性】阴维、任脉之会。

24. 承浆 Chéngjiāng

歌　诀

承浆颏唇沟正中，面瘫三叉神经痛，

口腔溃疡呕吐频，消渴暴喑及面肿。

【穴位定位】面部颏唇沟的正中凹陷处。

【穴位解剖】在口轮匝肌和颏肌之间；有下唇动、静脉分支；分布有面神经及颏神经分支。

【临床主治】口眼㖞斜，面肿，齿痛，齿衄，牙龈肿痛，流涎，口舌生疮，暴喑不言，消渴嗜饮，小便不禁，癫痫。

【临床经验】配委中治疗衄血；配风府治疗头项强痛、牙痛。

【针刺艾灸】斜刺 0.3 ～ 0.5 寸；可灸。

【穴位属性】足阳明、任脉之会。

十五、常用奇穴穴位

经外奇穴取穴时主要应掌握的解剖标志有：发际、眉头、眉毛、眉梢、目外眦、眶下缘、耳郭、鼻唇沟、舌系带、肚脐、耻骨联合、各脊椎棘突、骶角、尾骨尖、桡侧腕屈肌腱、腕横纹、掌指关节、掌骨、指蹼缘、指关节、十指尖、髌底、髌韧带、腓骨小头、趾蹼缘。

奇穴要求掌握 28 穴，其中：头颈部 10 穴（四神聪、印堂、鱼腰、太阳、耳尖、球后、上迎香、金津、玉液、翳明、颈百劳），胸腹部 1 穴（子宫），背部 5 穴（定喘、夹脊、胃脘下俞、十七椎、腰奇），上肢部 6 穴（二白、腰痛点、外劳宫、八邪、四缝、十宣），下肢部 6 穴（鹤顶、百虫窝、膝眼、胆囊、阑尾、八风）。

1. 四神聪 Sìshéncōng（图 4-102）

歌　诀

四神聪穴头顶居，百会四面一寸许，

头痛眩晕中风瘫，神衰癫痫癫狂疾。

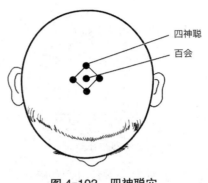

图 4-102　四神聪穴

【穴位定位】在头顶部百会前后左右各 1 寸处，共 4 穴。

【穴位解剖】在帽状腱膜中；有枕动、静脉及颞浅动、静脉顶支和眶上动、静脉的吻合网；分布有枕大神经、耳颞神经及眶上神经分支。

【临床主治】头痛，眩晕，不寐，健忘，癫狂，痫证，偏瘫，脑积水，大脑发育不全。

【针刺艾灸】平刺 0.5 ～ 0.8 寸；可灸。

小贴士

　　四神聪，原名神聪，在百会前、后、左、右各开 1 寸处，因共有 4 穴，故又名四神聪。神聪穴名最早见于《银海精微》，原载在百会四边各开 2.5 寸。现在的定位源自《太平圣惠方》。《太平圣惠方》载"神聪四穴，理头风目眩，狂乱疯痫，针入三分"。现代针灸学记载该穴有镇惊安神、清头明目、醒脑开窍的功用，可治疗头痛、眩

晕、癫狂、痫证、不寐、健忘、中风、震颤麻痹、脑炎后遗症、梅尼埃病等疾病。笔者从事针灸临床 20 余年，临证偏爱应用四神聪穴，除用于治疗不寐、中风、头痛、阿尔茨海默病、高血压外，还用于治疗一些疑难杂症也取得良好疗效。

2. 当阳 Dāngyáng（图 4-103）

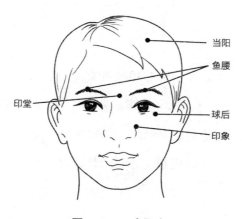

图 4-103 当阳穴

【穴位定位】在头顶部，当瞳孔直上，前发际上 1 寸。

【临床主治】目疾肿痛，前头痛。

【针刺艾灸】平刺 0.5 ～ 0.8 寸；可灸。

3. 印堂 Yìntáng（图 4-104）

歌 诀

印堂两眉之间，头痛眩晕鼻炎，

神经衰弱眼病，小儿惊风癫痫。

【穴位定位】额部两眉头之中间。

【穴位解剖】在降眉肌中；两侧有额内动、静脉分支；分布有来自三叉神经的滑车上神经。

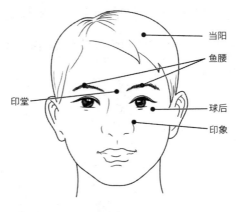

图 4-104 印堂穴

【临床主治】头痛，头晕，鼻渊，鼻衄，目赤肿痛，重舌，呕吐，产妇血晕，子痫，急、慢惊风，不寐，颜面疔疮，三叉神经痛。

【针刺艾灸】提捏局部皮肤，向下平刺 0.3 ～ 0.5 寸；或用三棱针点刺出血；可灸。

临床治疗经验

针刺印堂穴治疗不寐。方法：患者平卧或端坐位，印堂穴局部常规消毒后，取 1.5 ～ 2 寸长不锈钢毫针，迅速将针刺入皮肤，并直达骨面，然后与皮肤成 15° 向下平刺入 1 寸左右，要紧贴骨面，然后将针身稳定，一边缓慢向单一方向捻转针柄，一边询问患者感觉，直至无法转动，此时医者手下有沉紧感，患者主诉针感十分强烈，甚至整个头部发胀，留针 15 ～ 30 分钟。视患者体质及忍受程度每 5 分钟提拉针体以维持针感，出针时将针柄向反方向轻轻捻转，针体松动后，将针拔出，迅速拿干棉球压迫以防出血。

按：脑为元神之府，经脉有神气活动与脑有密切关系。夜不能眠，印堂穴位于督脉循行之处，针刺印堂穴可使督脉之气得以疏调，脑髓得以充足，则神安而得眠。

4. 鱼腰 Yúyāo（图 4-105）

歌　诀

双眼平视取鱼腰，瞳孔直上眉相交，

面瘫三叉神经痛，前额疼痛眼病疗。

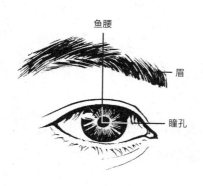

图 4-105　鱼腰穴

【穴位定位】额部瞳孔直上，眉毛中。

【穴位解剖】在眼轮匝肌中；有额动、静脉外侧支；分布有眶上神经、面神经的分支。

【临床主治】目赤肿痛，目翳，眼睑动，眼睑下垂，眶上神经痛。

【针刺艾灸】平刺 0.3 ～ 0.5 寸；禁灸。

5. 太阳 Tàiyáng（图 4-106）

歌　诀

眉梢外眦中点，向后一寸凹陷，

太阳主治头痛，眼疾牙痛面瘫。

【穴位定位】颞部眉梢与目外眦之间，向后约一横指的凹陷处。

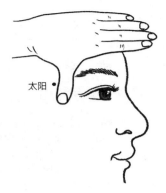

图 4-106 太阳穴

【穴位解剖】在颞筋膜及颞肌中；有颞浅动、静脉；分布有三叉神经第2、3支分支及面神经颞支。

【临床主治】偏正头痛，目赤肿痛，目眩，目涩，牙痛，三叉神经痛。

【针刺艾灸】直刺或斜刺0.3～0.5寸，或用三棱针点刺出血；禁灸。

临床治疗经验

李某，男，28岁，工人。左眼红肿疼痛已3天，疼痛难忍，眼睛不能睁开。查体：左眼上、下睑内发作三处睑腺炎，红肿较重且与鼻梁平高，下睑肿处已有脓头，舌淡红，苔薄黄，脉弦滑。治疗方法：左侧太阳穴三棱针点刺放血，血止加拔火罐，5分钟后起罐，消毒针眼（因乙醇有刺激性，故用苯扎溴铵棉球）。3天后复诊眼区红肿消退，疼痛减轻。继续点刺太阳穴出血而痊愈。

6. 耳尖 Ěrjiān（图 4-107）

歌　诀

耳尖穴居耳上边，耳郭上缘最高点，

目赤肿痛及目翳，高热头痛结膜炎。

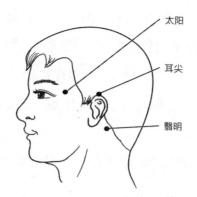

图 4-107　耳尖穴

【穴位定位】耳郭的上方折耳向前，耳郭上方的尖端处。

【穴位解剖】有耳后动、静脉；分布有耳颞神经。

【临床主治】目赤肿痛，上目翳，偏、正头痛，喉痹，以及睑腺炎。

【针刺艾灸】直刺 0.1～0.2 寸，或用三棱针点刺出血；可灸。

7. 球后 Qiúhòu（图 4-108）

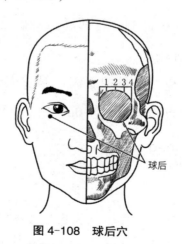

图 4-108　球后穴

歌　诀

眶下缘上球后居，内四三交外四一，

视网膜炎视萎缩，青光近视结膜疾。

【穴位定位】面部眶下缘外 1/4 与内 3/4 交界处。

【穴位解剖】在眼轮匝肌中，深部为眼肌；浅层有面动、静脉；分布有面神经颧支和眶下神经、结状神经结和视神经，深层有眼神经。

【临床主治】目疾，如视神经炎、视神经萎缩、视网膜色素变性、青光眼、早期白内障、近视。

【针刺艾灸】沿眶下缘从外下向内上，向视神经孔方向刺 0.5 ～ 1 寸。

8. 上迎香 Shàngyíngxiāng

歌　诀

上迎香穴鼻背居，鼻骨下凹沟上取。

主治鼻炎鼻窦炎，伤风头痛火眼疾。

【穴位定位】面部鼻翼软骨与鼻甲的交界处，近鼻唇沟上端处。

【穴位解剖】在上唇方肌中；有面动、静脉之支；分布有筛前神经、眶下神经分支及滑车下神经。

【临床主治】头痛，鼻塞，鼻中息肉，暴发火眼，迎风流泪。

【针刺艾灸】向内上方斜刺 0.3 ～ 0.5 寸；可灸。

9. 内迎香 Nèiyíngxiāng

歌　诀

内迎香穴鼻孔居，孔内后上黏膜取，

目赤肿痛鼻炎塞，发热咽痛头痛剧。

【穴位定位】鼻孔内，鼻翼软骨与鼻甲的黏膜处。

【穴位解剖】在鼻腔底部黏膜上；有面动、静脉的鼻背支；分布有筛前神经的鼻外支。

【临床主治】目赤肿痛，鼻疾，喉痹，热病，中暑，眩晕。

【针刺艾灸】用三棱针点刺出血。有出血体质的人忌用。

10. 聚泉 Jùquán

歌　诀

舌背上聚泉，正中缝中点。

舌强舌麻痹，消渴咳嗽喘。

【穴位定位】口腔内，舌背正中缝的中点处。

【穴位解剖】在舌肌中；有面神经鼓索、舌动脉；分布有三叉神经第3支分支、舌神经。

【临床主治】舌强，舌缓，消渴，哮喘，咳嗽及味觉减退。

【针刺艾灸】直刺 0.1～0.2 寸，或用三棱针点刺出血。

11. 海泉 Hǎiquán（图 4-109）

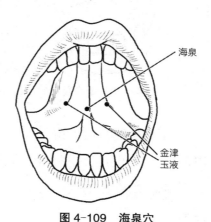

图 4-109　海泉穴

歌　诀

海泉舌底居，系带中点取，

消渴舌肿痛，吐泻及喉闭。

【穴位定位】口腔内，舌下系带中点处。

【临床主治】舌疾，口腔炎，喉痹。

【针刺艾灸】用三棱针或毫针点刺出血；勿灸。

12. 金津 Jīnjīn（图 4-110）

歌 诀

金津玉液舌下存，系带两旁静脉寻，

左为金津右玉液，口疮舌肿与失音，

呕吐腹泻消渴喉，速刺出血三棱针。

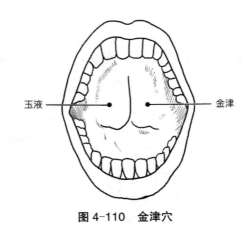

图 4-110　金津穴

【穴位定位】口腔内，舌下系带左侧的静脉上。

【穴位解剖】有舌下静脉；分布有舌下神经、舌神经。

【临床主治】舌强，舌肿，口疮，消渴，喉痹。

【针刺艾灸】点刺出血。

13. 玉液 Yùyè

【穴位定位】口腔内，舌下系带右侧的静脉上。

【穴位解剖】有舌下静脉；分布有舌下神经、舌神经。

【临床主治】舌强，口疮，喉痹，失语。

【针刺艾灸】点刺出血。

14. 翳明 Yìmíng（图 4-111）

歌　诀

翳风后一取翳明，远视近视夜盲症，

青光眼与白内障，耳鸣萎缩视神经，

头痛眩晕与不寐，腮腺炎与精神病。

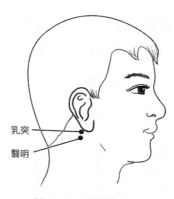

图 4-111　翳明穴

【穴位定位】项部翳风后 1 寸。

【穴位解剖】在胸锁乳突肌上；有耳后动、静脉；分布有耳大神经和枕小神经。

【临床主治】目疾，如近视、远视、雀目、青盲、早期白内障；头痛、眩晕、耳鸣、不寐、精神病。

【针刺艾灸】直刺 0.5 ～ 1 寸；可灸。

15. 颈百劳 Jǐngbǎiláo（图 4-112）

歌　诀

大椎上二旁开一，百劳治疗咳喘气，

骨蒸潮热自汗出，落枕盗汗与瘰疬。

颈百劳

335

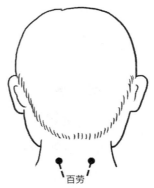

图 4-112　颈百劳穴

【穴位定位】项部大椎直上 2 寸，后正中线旁开 1 寸。

【临床主治】骨蒸潮热，盗汗自汗，瘰疬，咳嗽，气喘，颈项强痛。

【针刺艾灸】直刺 0.5～1 寸；可灸。

16. 子宫 Zǐgōng（图 4-113）

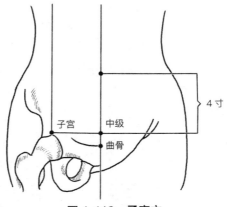

图 4-113　子宫穴

歌　诀

子宫穴居于下腹，中极旁开 3 寸处，

阴挺痛经经不调，盆腔附件膀胱不。

【穴位定位】下腹部中下 4 寸，中极旁开 3 寸。

【穴位解剖】在腹内、外斜肌处；有腹壁浅动、静脉；分布有髂腹下神经。

【临床主治】子宫脱垂，月经不调，痛经，崩漏，不孕，疝气，腰痛。

【针刺艾灸】直刺 0.8 ～ 1.2 寸；可灸。

17. 定喘 Dìngchuǎn（图 4-114）

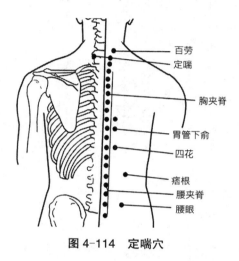

定喘

图 4-114　定喘穴

歌　诀

定喘位于背上部，七颈椎旁寸至五，

哮喘咳嗽及落枕，支气管炎荨麻疹。

【穴位定位】背部第 7 颈椎棘突下，旁开 0.5 寸。

【穴位解剖】在斜方肌、菱形肌、头夹肌、最长肌中；有颈横动脉和颈深动脉分支；分布有第 7、8 颈神经后支。

【临床主治】哮喘，咳嗽，落枕，肩背痛，上肢疼痛不举，荨麻疹。

【针刺艾灸】直刺 0.8 ～ 1.2 寸；可灸。

18. 夹脊 Jiājǐ（图 4-115）

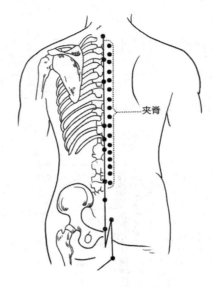

夹脊

图 4-115　夹脊穴

歌　诀

华佗位居腰背，一胸至五腰椎，

棘突旁开五分，一侧十七穴位，

华佗一平胸一，以下以此类推，

咳嗽喘鸣胸痛，结核麻痹腰背。

【穴位定位】背腰部，第 1 胸椎至第 5 腰椎棘突下两侧，后正中线旁开 0.5 寸，一侧 17 穴。

【穴位解剖】在横突间的韧带和肌肉中。因穴位位置不同，涉及的肌肉也不同。一般分为三层，浅层为斜方肌、背阔肌和菱形肌；中层有上、下锯肌；深层有骶棘肌和横突棘突间的短肌。每穴都有相应椎骨下方发出的脊神经后支及其伴行的动脉和静脉丛分布。

【临床主治】适应范围较广。其中上胸部的穴位治疗心、肺、上肢疾病；

下胸部的穴位治疗胃、肠疾病；腰部的穴位治疗腰、腹及下肢疾病。

【针刺艾灸】直刺 0.3 ～ 0.5 寸，或用梅花针叩刺；可灸。

19. 胃脘下俞 Wèiwǎnxiàshù

【穴位定位】在背部，当第 8 胸椎棘突下，旁开 1.5 寸。

【穴位解剖】在斜方肌下缘，有背阔肌、最长肌；有第 8 肋间动、静脉背侧支的内侧支；分布有第 8 胸神经后支内侧皮支，深层为第 8 胸神经后支外侧支。

【临床主治】胃痛，胰腺炎，胸胁痛，消渴，咳嗽，咽干。

【针刺艾灸】斜刺 0.3 ～ 0.5 寸；可灸。

20. 痞根 Pǐgēn

歌 诀

一二腰突间，旁开三寸半，

痞块胃腰痛，肾下垂脾肝。

【穴位定位】在腰部，当第 1 腰椎棘突下，旁开 3.5 寸。

【穴位解剖】在背阔肌、髂肋肌处；有第 1 腰动、静脉背侧支；分布有第 12 胸神经后支外侧支，深层为第 1 腰神经后支。

【临床主治】痞块，肝脾大，疝痛，腰痛，反胃。

【针刺艾灸】直刺 0.5 ～ 1 寸；可灸。

21. 下极俞 Xiàjíshù

歌 诀

下极俞穴正中居，第 3 腰椎棘下取，

腹痛腰痛及泄泻，膀胱肠炎与尿遗。

【穴位定位】在腰部,第 3 腰椎棘突下,当后正中线上。

【穴位解剖】在腰背筋膜、棘上韧带及棘间韧带中;有腰动脉后支、棘间皮下静脉丛;分布有腰神经后支内侧支。

【临床主治】腰痛,腹痛,腹泻,小便不利,遗尿,下肢酸痛。

【针刺艾灸】直刺 0.5 ～ 1 寸;可灸。

22. 腰宜 Yāoyí

【穴位定位】在腰部,当第 4 腰椎棘突下,旁开 3 寸。

【临床主治】腰挫伤,腰腿痛,泌尿生殖疾患。

【针刺艾灸】直刺 1.0 ～ 1.5 寸,或针后拔罐。

23. 腰眼 Yāoyǎn（图 4-116）

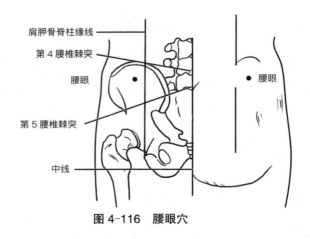

图 4-116 腰眼穴

歌　诀

腰眼三腰棘突边,旁开三四寸凹陷,

腰肌劳损扭挫伤,肾下垂及妇科患。

【穴位定位】腰部,第 4 腰椎棘突下,旁开约 3.5 寸凹陷中。

【穴位解剖】在背阔肌、髂肋肌处;有第 2 腰动、静脉背侧支;分布有第 12 胸神经后支外侧支及第 1 腰神经外侧支。

【临床主治】腰痛，尿频，消渴，虚劳，羸瘦，妇科疾患。

【针刺艾灸】直刺 0.5～1 寸；可灸。

24. 十七椎 Shíqīzhuī

歌　诀

十七椎下应其名，主治下瘫腰腿疼，

痛经崩漏经不调，肛门疾患骨神经。

【穴位定位】腰部后正中线上，第 5 腰椎棘突下。

【临床主治】腰骶痛，腿痛，转胞，痛经，崩漏，遗尿。

【针刺艾灸】直刺 0.5～1 寸；可灸。

25. 腰奇 Yāoqí（图 4-117）

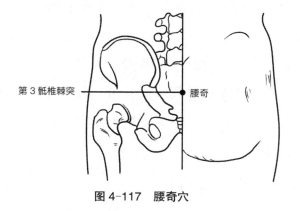

第 3 骶椎棘突　　　　　腰奇

图 4-117　腰奇穴

歌　诀

腰奇骶尾关节凹，尾尖直上二寸高，

主治癫痫兼头痛，不寐便秘亦可疗。

【穴位定位】在骶部，当尾骨端直上 2 寸，骶角之间凹陷中。

【穴位解剖】当棘上韧带处；有第 2、3 骶动、静脉；分布有第 2、第 3 骶神经后支。

【临床主治】癫痫，头痛，不寐，便秘。

【针刺艾灸】向上平刺 1 ～ 1.5 寸；可灸。

26. 肘尖 Zhǒujiān（图 4-118）

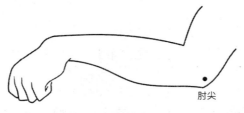

图 4-118　肘尖穴

歌　诀

肘尖肘部骨尖，尺骨鹰嘴尖端，

淋巴结核痈疽，肠痈疔疮霍乱。

【穴位定位】肘后部，屈肘尺骨鹰嘴的尖端。

【穴位解剖】有浅筋膜、肘关节动脉网；分布有前臂背侧皮神经。

【临床主治】瘰疬，痈疽，疔疮，肠痈，霍乱。

【针刺艾灸】可灸。

27. 二白 Èrbái（图 4-119）

歌　诀

二白前臂掌面寻，腕纹中点上四寸，

桡腕屈肌尺桡侧，胸痛痔疮前臂神。

【穴位定位】前臂掌侧，腕横纹上 4 寸，桡侧腕屈肌腱的两侧，一侧 2 穴。

【穴位解剖】有指浅屈肌及桡动、静脉和骨间掌侧动、静脉；分布有前臂内侧皮神经、前臂外侧皮神经、正中神经和桡神经。

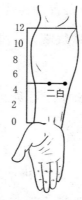

图 4-119　二白穴

【临床主治】痔疾，脱肛，前臂痛，胸胁痛。

【针刺艾灸】直刺 0.5 ～ 0.8 寸；可灸。

28. 中泉 Zhōngquán（图 4-120）

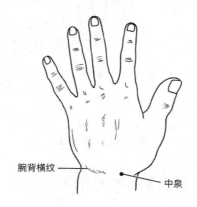

图 4-120　中泉穴

歌　诀

中泉奇穴腕背找，阳池阳溪中间凹，

胸胁胀闷咳嗽喘，胃痛心痛腹胀疗。

【穴位定位】腕背侧横纹中，指总伸肌腱桡侧的凹陷处。

【穴位解剖】在拇长伸肌腱与示指固有伸肌腱之间，有腕背侧韧带；有桡神经腕背支，腕背静脉网；分布有桡神经浅支。

【临床主治】胸胁胀满，咳嗽气喘，胃痛，心痛，唾血，目翳，掌中热，腹胀，腹痛。

【针刺艾灸】直刺 0.3 ～ 0.5 寸；可灸。

29. 中魁 Zhōngkuí （图 4-121）

歌　诀

中魁中指背侧应，近端关节横纹中，

主治呕吐及噎膈，鼻衄牙痛白癜风。

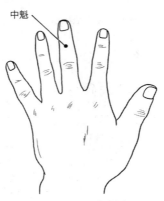

中魁

图 4-121　中魁穴

【穴位定位】中指背侧近侧指间关节的中点处。

【穴位解剖】有指背神经和动脉。

【临床主治】噎膈，反胃，呕吐，呃逆，牙痛，鼻出血，白癜风。

【针刺艾灸】灸。

30. 大骨空 Dàgǔkōng（图 4-122）

歌　诀

拇指背侧大骨空，穴居指节横纹中，

呕吐腹泻及鼻衄，目痛目翳眼科病。

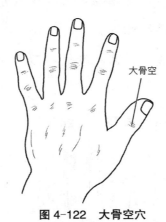

图 4-122　大骨空穴

【穴位定位】拇指背侧指间关节的中点处。

【穴位解剖】有指背神经和动脉。

【临床主治】目痛，目翳，内障，吐泻，衄血。

【针刺艾灸】灸。

31. 小骨空 Xiǎogǔkōng（图 4-123）

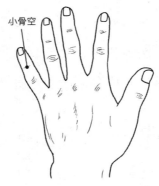

图 4-123　小骨空穴

歌　诀

小指背侧小骨空，近指关节横纹中，

指关节痛及喉痛，目生翳膜眼红肿。

【穴位定位】小指背侧近侧指间关节的中点处。

【穴位解剖】有指背神经和动脉。

【临床主治】目赤肿痛，目翳，喉痛，指关节痛。

【针刺艾灸】灸。

32. 腰痛点 Yāotòngdiǎn（图 4-124）

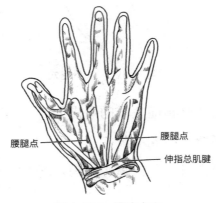

图 4-124　腰痛点穴

歌　诀

腰痛二三掌骨间，二伸肌腱桡侧点，

腕纹小头连线中，急腰扭伤腕节炎，

头痛目眩耳鸣猝，手背红肿痰气喘。

【穴位定位】在手背侧，当第 2、3 掌骨及第 4、5 掌骨之间，当腕横纹与掌指关节中点处，一侧 2 穴。

【穴位解剖】在第 2、4 掌骨背侧骨间肌中；有掌背动脉；分布有掌背神经、指掌侧总神经。

【临床主治】急性腰扭伤，头痛，痰壅气促，小儿急、慢惊风，手背红肿疼痛。

【刺灸法】直刺 0.3 ～ 0.5 寸；可灸。

33. 外劳宫 Wàiláogōng（图 4-125）

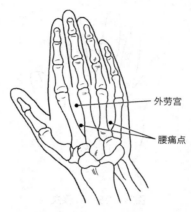

图 4-125　外劳宫穴

歌　诀

外劳宫穴对掌心，手背二三掌间寻，

指掌关节五分后，手指麻木不能伸，.

小儿脐风消不良，颈综合征及落枕。

【穴位定位】手背侧，第 2、3 掌骨之间，掌指关节后 0.5 寸。

【穴位解剖】有骨间背侧肌及掌背动脉、手背静脉网；分布有桡神经分支。

【临床主治】手背红肿，手指麻木，落枕，五指不能屈伸，小儿消化不良，脐风，颈椎综合征。

【针刺艾灸】直刺 0.5 ～ 0.8 寸；可灸。

34. 八邪 Bāxié（图 4-126）

歌　诀

手背指缝取八邪，左右各四共八穴，

手背关节红麻肿，毒蛇咬伤刺出血。

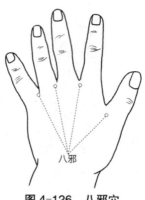

图 4-126　八邪穴

【穴位定位】手背侧，微握拳，第 1 ～ 5 指间，指蹼缘后方赤白肉际处，左右共 8。

【穴位解剖】当骨间肌处；有手背静脉网、掌背动脉；分布有尺、桡神经的手背支。

【临床主治】手背肿痛，手指麻木，头项强痛，咽痛，齿痛，目痛，烦热，毒蛇咬伤。

【针刺艾灸】向上斜刺 0.5 ～ 0.8 寸，或点刺出血；可灸。

35. 四缝 Sìfèng（图 4-127）

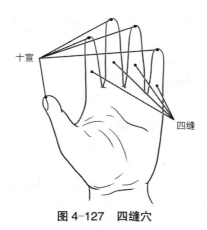

十宣

四缝

图 4-127 四缝穴

歌 诀

四缝第一关节横，示中环小掌面生，

小儿疳疾消不良，腹泻胆道蛔虫病。

【穴位定位】第 2～5 指掌面侧，近端指关节的中点，一侧 4 穴。

【穴位解剖】入皮后有指纤维鞘、指滑液鞘、屈指深肌腱，深部为指关节腔；有指掌侧固有动、静脉分支；分布有指掌侧固有神经。

【临床主治】疳积，百日咳，小儿腹泻，咳嗽气喘。

【针刺艾灸】点刺 0.1～0.2 寸，挤出少量黄白色透明样黏液或出血。

临床治疗经验

韩某，女，52 岁，2008 年 3 月 11 日就诊。平时饮食过于肥腻，睡觉时汗出，以头部为多，已有 3 个月。近日来，遵医嘱补充维生素 D_3 和钙剂后，仍汗出如故。1 周来盗汗更甚，夜间头发如同水洗，汗渍色黄，口臭，渴不欲饮，面赤唇红，大便干硬，小便短黄，舌红苔腻，脉滑数。采用点刺四缝穴配合耳尖放血数滴，并嘱饮食清淡。次日再针刺时，自诉午睡时头汗已经明显减少，摸之微潮，面赤唇红也已减轻。共针刺 3 次，不再盗汗，大小便也已正常。

按：本例为脾胃湿热蕴积，热迫津液外泄之盗汗。头为诸阳之会，故头部汗出较多。点刺四缝穴清热泻脾，而耳尖在耳穴中由肝经所主，配合运用后能增强清热止汗作用。

36. 十宣 Shíxuān（图 4-128）

歌　诀

十指头上取十宣，距指甲缘一分边，

高热惊厥晕厥癔，昏迷休克中暑痫。

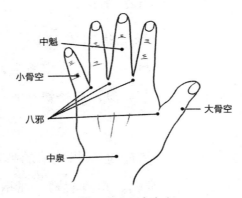

图 4-128　十宣穴

【穴位定位】手十指尖端，距指甲游离缘 0.1 寸，左右共 10 穴。

【穴位解剖】有指掌侧固有动、静脉形成的动、静脉网；分布有指掌侧固有神经和丰富的痛觉感受器。

【临床主治】昏迷，昏厥，中暑，热病，小儿惊厥，咽喉肿痛，指端麻木。

【针刺艾灸】直刺 0.1～0.2 寸，或用三棱针点刺出血。

37. 髋骨 Kuāngǔ

歌 诀

髋骨膝盖骨上边，梁丘外开一寸点，

主治双膝关节炎，寒湿痹证下肢瘫。

【穴位定位】在大腿前面下部，当梁丘两旁各 1.5 寸，一侧 2 穴。

【临床主治】膝关节炎、下肢痿痹瘫。

【针刺艾灸】直刺 0.3 ～ 0.5 寸；可灸。

38. 鹤顶 Hèdǐng（图 4-129）

歌 诀

鹤顶穴于膝前面，髌骨上缘上凹陷，

膝部酸痛关节炎，下肢无力下肢瘫。

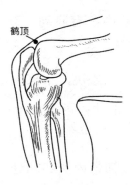

图 4-129　鹤顶穴

【穴位定位】膝上部，髌底的中点上方凹陷处。

【穴位解剖】在髌骨上缘股四头肌腱中；有膝关节动脉网；分布有股神经前皮支及肌支。

【临床主治】膝关节酸痛，腿足无力，鹤膝风，脚气。

【针刺艾灸】直刺 0.5 ～ 0.8 寸；可灸。

39. 百虫窝 Bǎichóngwō（图 4-130）

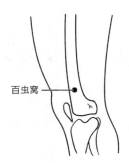

百虫窝

图 4-130 百虫窝穴

歌　诀

血海上一百虫窝，髌内角上三寸多，

皮肤瘙痒风疹块，下部生疮蛔虫祸。

【穴位定位】屈膝，在大腿内侧，髌底内侧端上 3 寸，即血海上 1 寸。

【穴位解剖】在股内侧肌中；有股动、静脉；布有股神经前皮支，深层有股神经肌支。

【临床主治】皮肤瘙痒，风疹块，下部生疮，蛔虫病。

【针刺艾灸】直刺 0.5 ～ 1 寸；可灸。

40. 内膝眼 Nèixīyǎn

【穴位定位】屈膝，在髌韧带内侧凹陷处。

【临床主治】膝关节周围炎、下肢运动障碍。

【针刺艾灸】向膝中斜刺 0.5 ～ 1 寸，或向对侧透刺；可灸。

41. 膝眼 Xīyǎn（图 4-131）

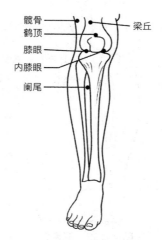

髌骨
鹤顶
膝眼
内膝眼
阑尾
梁丘

图 4-131 膝眼穴

歌 诀

髌下两旁取膝眼，髌带两侧之凹陷，

腿脚肿痛膝髌痛，下肢麻痹脚气患。

【穴位定位】屈膝髌韧带两侧凹陷处，在内侧的称内膝眼，在外侧的称外膝眼。

【穴位解剖】在髌韧带两侧；有膝关节动、静脉网；分布有隐神经分支、股外侧皮神经分支，深层有胫腓总神经分支。

【临床主治】膝关节酸痛，鹤膝风，脚气，腿痛。

【针刺艾灸】向膝中斜刺 0.5～1 寸，或透刺对侧膝眼；可灸。

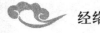

42. 胆囊 Dǎnnáng（图 4-132）

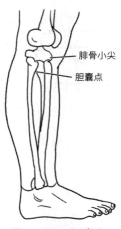

腓骨小尖

胆囊点

图 4-132　胆囊穴

歌　诀

胆囊小腿前外边，阳陵泉下二寸点，

下肢麻痹与耳聋，胆道蛔虫胆感染。

【穴位定位】在小腿外侧上部，当腓骨小头前下方凹陷处（阳陵泉）直下 2 寸。

【穴位解剖】在腓骨长肌与趾长伸肌处；有胫前动、静脉分支；分布有腓肠外侧皮神经、腓浅神经。

【临床主治】急、慢性胆囊炎，胆石症，胆道蛔虫病，胆绞痛，胁痛，下肢痿痹。

【针刺艾灸】直刺 1 ～ 1.5 寸；可灸。

43. 阑尾 Lánwěi

歌　诀

阑尾穴居三里下，三里巨虚之间压，

急慢阑尾胃脘痛，下肢痿痹不消化。

【穴位定位】在小腿前侧上部，当犊鼻下 5 寸，胫骨前缘旁开一横指。

【穴位解剖】在胫骨前肌、趾长伸肌中；有胫前动、静脉；分布有腓肠外侧皮神经、腓深神经。

【临床主治】急、慢性阑尾炎，胃痛，消化不良，下肢痿痹。

【针刺艾灸】直刺 0.5 ～ 1 寸；可灸。

44. 内踝尖 Nèihuáijiān

【穴位定位】在足内侧面，内踝的凸起处。

【临床主治】牙痛，扁桃体炎，足内侧缘痉挛。

【针刺艾灸】灸法。

45. 外踝尖 Wàihuáijiān（图 4-133）

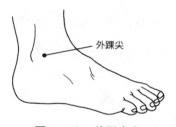

图 4-133　外踝尖穴

【穴位定位】在足外侧面，外踝的凸起处。

【临床主治】牙痛，脚气，偏瘫。

【针刺艾灸】用三棱针点刺出血。

46. 八风 Bāfēng（图 4-134）

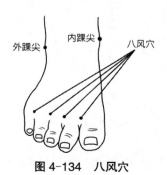

图 4-134　八风穴

八风足背趾缝居，左右各四八穴齐，

足跗肿痛经不调，足趾青紫脚无力。

【穴位定位】在足背侧，第 1～5 趾间，趾蹼缘后方赤白肉际处，一侧 4 穴，左右共 8 穴。

【穴位解剖】在趾骨小头间前跖骨间肌中；有趾背动、静脉；分布有腓浅、深神经。

【临床主治】足跗肿痛，脚弱无力，头痛，牙痛，疟疾，毒蛇咬伤，足趾青紫症，月经不调。

【针刺艾灸】斜刺 0.5～0.8 寸，或用三棱针点刺出血；可灸。

47. 独阴 Dúyīn（图 4-135）

歌　诀

独阴穴居二趾下，远端趾纹中点扎，

胸胁心痛呕吐血，月经不调胞不下。

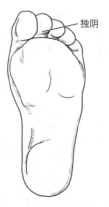

独阴

图 4-135　独阴穴

【穴位定位】在足第 2 趾的跖侧远侧趾间关节的中点。

【临床主治】卒心痛，胸胁痛，呕吐，吐血，死胎，胞衣不下，月经不调，疝气。

【针刺艾灸】直刺 0.1 ～ 0.2 寸；可灸。

48. 气端 Qìduān（图 4-136）

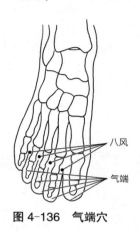

图 4-136　气端穴

歌　诀

阑尾穴居三里下，三里巨虚之间压，

急慢阑尾胃脘痛，下肢痿痹不消化。

【穴位定位】足十趾尖端，距趾甲游离缘 0.1 寸，左右共 10 穴。

【临床主治】中风急救，足趾麻木，脚背红肿、疼痛。

【针刺艾灸】直刺 0.1 ～ 0.2 寸；可灸。